치매와 함께하는 사람들

일러두기

- 불필요한 오해를 피하기 위해 환자들이 인터뷰에서 얘기한 특정 병원이나 진료기관, 의사나 약사, 의약품, 식품 등은 구체적인 이름을 생략하거나 수정 표기했습니다. 또한 환자와 가족의 목소리를 생생하게 전달하기 위해 인터뷰 내용은 구어(口語)로 표기했음을 밝혀둡니다.
- 이 책은 한국연구재단의 연구 과제 [질병체험 내러티브 데이터베이스 구축을 위한 다학제적 연구: 언어학적 연구 방법론을 기반으로]를 수행한 질병체험이야기 프로젝트의 결과물을 재구성했습니다.

치매와 함께하는 사람들

초판 발행 2015년 9월 20일

지은이 질병체험이야기 연구팀 / **펴낸이** 김태헌
총괄 임규근 / **책임편집** 박채령 / **기획편집** 신미경 / **교정교열** 박성숙 / **디자인** 이석운, 김미연
영업 문윤식, 조유미 / **마케팅** 박상용, 서은옥 / **제작** 박성우

펴낸곳 한빛라이프 / **주소** 서울시 마포구 양화로 7길 83 한빛빌딩 3층
전화 02-336-7129 / **팩스** 02-336-7124
등록 2013년 11월 14일 제 2013-000350호 / **ISBN** 979-11-85933-26-9 13510

한빛라이프는 한빛미디어㈜의 실용 브랜드로 나와 내 아이, 우리의 일상을 환히 비출 수 있는 책을 펴냅니다.

이 책에 대한 의견이나 오탈자 및 잘못된 내용에 대한 수정 정보는 한빛미디어㈜의 홈페이지나 아래 이메일로 알려주십시오. 잘못된 책은 구입하신 서점에서 교환해 드립니다. 책값은 뒤표지에 표시되어 있습니다.
한빛미디어 홈페이지 www.hanbit.co.kr / 이메일 ask_life@hanbit.co.kr

Published by HANBIT Media, Inc. Printed in Korea
Copyright © 질병체험이야기 연구팀 & HANBIT Media, Inc.
이 책의 저작권은 질병체험이야기 연구팀과 한빛미디어㈜에 있습니다.
저작권법에 의해 보호를 받는 저작물이므로 무단 복제 및 무단 전재를 금합니다.

지금 하지 않으면 할 수 없는 일이 있습니다.
책으로 펴내고 싶은 아이디어나 원고를 메일(writer@hanbit.co.kr)로 보내주세요.
한빛미디어㈜는 여러분의 소중한 경험과 지식을 기다리고 있습니다.

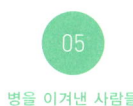

병을 이겨낸 사람들

치매와 함께하는 사람들

질병체험이야기 연구팀 지음

한빛라이프

여는 글

치매를 앓고 있는 이웃들의
100퍼센트 리얼 스토리

사람은 누구나 살아가면서 크고 작은 질병을 경험하고, 이러한 경험은 개인의 삶과 가족의 생활, 사회활동에 많은 영향을 끼치게 됩니다.

일반인들이 '질병'을 경험하며 얻을 수 있는 정보는 대부분 의학적·치료적 관점의 내용입니다. 하지만 질병은 의학적 연구와 치료 대상인 동시에 환자와 환자 가족 입장에서 보면 매우 개인적이고 주관적인 경험입니다. 따라서 질병을 앓는 사람 입장에서는 같은 질병을 경험한 다른 환자들의 이야기가 듣고 싶지만, 현실적으로 이런 기대를 채우기는 매우 어렵습니다. 오히려 검증되지 않은 정보들이 다양한 매체를 통해 유통됨으로써 자칫 잘못된 정보로 인해 더욱 큰 고통을 겪을 수도 있습니다.

질병을 체험한 사람들의 이야기를 녹취·전사해서 전문가들이 분석하고, 이를 바탕으로 검증된 정보를 웹사이트를 통해 대중에게 제공하는 프로젝트를 처음 시작한 것은 영국 옥스퍼드대학교 DIPEx(Database of Individual Patient Experiences) 연구팀입니다. 2001년, DIPEx 연구팀이 이 프로젝트를 처음 시작한 뒤 독일과 일본에서 같은 프로젝트를 시작했고, 이어서 우리 연구팀이 한국연구재단의 지원을 받아 세계에서 네 번째로 이 프로젝트를 수행하게 되었습니다. 현재 전 세계 10개국에서 프로젝트를 수행하면서 그 결과물을 웹사이트를 통해 제공하고 있으며, 참여 국가는 점점 늘어나고 있는 추세입니다. 지난 2012년에는 각국 연구팀의 정보 공유와 공동 연구를 위해 DIPEx 인터내셔널(http://www.dipexinternational.org)을 설립했으며, 우리 연구팀은 이 기구의 창립 이사국으로 활동하고 있습니다.

'질병체험이야기 연구팀'은 질병으로 고통받고 있는 분들에게 같은 질병을 먼저 경험한 분들의 이야기를 수집, 분석, 검증해서 들려드리기 위해 인문학, 의학, 간호학, 가족치료학, 컴퓨터공학 등 다양한 분야의 전문가들로 구성했습니다. 우리 연구팀은 2009년부터 5년 동안 한국연구재단의 지원을 받아 당뇨병, 위암, 유방암, 우울증, 치매, 호스피스·완화의료를 경험한 분들과 그 가족의 질병체험이야기를 녹취·전사해서 내러티브 데이터베이스를 구축하고 분석했으며, 이를 바탕으로 〈병을 이겨낸 사람들〉 시리즈를 출판하게 되었습니다.

이 책이 출판되기까지 많은 분의 도움과 헌신적인 노력이 있었습니다. 먼저 자신과 가족의 질병을 다른 사람에게 공개하는 것이 결코 쉬운 일이 아님에도 불구하고, 기꺼이 녹음기나 캠코더 앞에서 자신들의 경험담을 들려주신 분들이 있었기에 이 책이 나올 수 있었습니다. 같은 질병으로 고통을 겪고 있는 환우들을 위해 기꺼이

나서주신 분들께 이 자리를 빌려 다시 한 번 감사의 인사를 드립니다. 이와 더불어 인터뷰 대상자를 섭외하는 데 도움을 주신 분들에게도 감사드립니다. 개인적으로 도움을 주신 분도 많았고, 의료인, 환우회, 의료기관들도 적극적으로 도움을 주었습니다. 그 많은 분의 이름을 일일이 열거하지 못해 송구할 따름입니다.

특히 2009년부터 5년 동안 '질병체험이야기 프로젝트'에 헌신적으로 참여한 공동연구원과 전임연구원, 연구보조원 그리고 전사에 참여한 학생들에게 깊은 감사를 드립니다. 부족한 연구비 때문에 공동연구원들은 얼마 되지 않는 연구활동비마저 연구비로 내놓았고, 전임연구원들은 인터뷰 대상자가 있는 곳이면 전국 어디든 무거운 장비를 들고 찾아가 인터뷰를 하고 많은 시간을 들여 분석 작업을 수행했습니다. 이처럼 수많은 연구 참여자가 투철한 소명 의식을 갖고 희생적으로 참여한 덕분에 이와 같은 결과물이 나올 수 있었습니다.

마지막으로 '질병체험이야기 프로젝트'의 재정적인 기반을 제공해주신 한국연구재단과 이 책이 출판될 수 있도록 도와주신 한빛미디어 관계자들, 특히 김태헌 대표이사님과 박채령 팀장님께 깊이 감사드립니다.

이 책이 질병으로 고통받고 있는 분들께 소중한 정보와 따뜻한 위로가 되고, 질병 극복에 대한 희망을 드릴 수 있길 바랍니다.

질병체험이야기 연구팀
연구책임자 강창우

감수 글

삶의 무게를 느끼며 사는
치매 가족을 위하여

오늘날 온 세계가 치매와 전쟁을 하고 있다고 해도 과언이 아닐 정도로 치매는 사회적 관심 질환입니다. 우리나라 역시 날로 증가하는 치매 환자를 효율적으로 관리하기 위해 2011년 치매관리법을 제정하는 등 국가와 사회가 노력하고 있습니다.

오래전 치매에 걸린 시어머니를 집에서 모시던 친지로부터 시어머니의 이상행동에 대한 이야기들을 들은 적이 있습니다. 상상을 초월하는 여러 가지 에피소드를 들으면서 저는 '어떻게 저렇게 살지? 참 대단하다.'라며 감탄사만 연발했습니다. 그 친지는 치매에 걸린 시어머니를 모시는 며느리로서 모든 상황을 웃으면서 감내하기 위해 무척이나 노력하고 있었습니다. 그때 저는 치매 환자를 돌보는 문제가 매우 심각하다는 사실과 함께 그 친지와 같은 힘겨운 가족들의 경험을 공유한다면 다른 치매 환자 가족들이 큰 힘을 얻을 수 있겠다는 생각을 했습니다.

〈치매와 함께하는 사람들〉은 치매 환자를 돌보는 가족들의 진솔한 일상과 경험을 생생하게 전해줍니다. 치매 환자를 돌보는 방법을 잘 몰라 고통과 당황스러움 속에서 하루하루를 삶의 무게로 느끼며 살아가는 모든 치매 환자 가족들에게 이 책을 소개합니다.

치매 환자들에게 흔히 나타나는 증상과 치매 관리에 대한 환자 가족들의 생생한 경험을 싣고 있는 이 책은 치매 환자를 돌보는 가족들의 고통과 보람까지 두루 담고 있습니다. 뿐만 아니라 이 책은 치매 관리를 위한 국가 차원의 제도적 정비와 사회적인 인식의 변화를 요구하는 치매 가족들의 호소이기도 합니다.

〈치매와 함께하는 사람들〉에 실린 모든 이야기가 치매 환자 가족들의 환자에 대한 이해를 높이고, 치매 관리에 대한 유익한 정보를 제공하는 한편 두루 공감대를 형성하고 위로가 될 수 있기를 기대합니다. 다만 이 책의 내용은 치매 환자 가족들의 경험에 근거한 것들이므로 의학적 치료와 상담 관련 내용을 참고하면서 전문의와 상의하는 것이 바람직할 것입니다.

끝으로 〈치매와 함께하는 사람들〉이 나오기까지 전국의 치매 환자 가족들을 만나 인터뷰를 진행한 질병체험연구팀 연구원들의 노고에 감사드립니다. 또한 치매 환자 보호자들과의 만남을 주선해주고 면담에 협조해준 한국치매가족협회, 서울특별시광역치매지원센터, 성북구치매지원센터 그리고 치매아내를돌보는남편들의모임(아사모)에도 감사 인사를 전합니다. 전문가 인터뷰를 통하여 치매에 대해 의학적 관점에서 정확하고 알기 쉽게 설명해주신 서울대학교 정신건강의학과 이동영 교수님께도 감사의 말씀을 드립니다.

울산대학교 간호학과 교수
손행미

차례

여는 글　치매를 앓고 있는 이웃들의 100퍼센트 리얼 스토리 _005
감수 글　삶의 무게를 느끼며 사는 치매 가족을 위하여 _008

CHAPTER 01
치매, 이렇게 시작되었다

01　의학계도 확실히 알지 못하는 치매의 원인 · · · · · · · · · · · · · 015
　　FAQ　치매란 무엇인가? _024
02　치매를 발견하는 것은 보호자의 눈 · · · · · · · · · · · · · · · · · · · 025
03　알쏭달쏭한 치매의 발병 원인들 · 031
　　FAQ　치매를 유발하는 원인질환은 무엇입니까? _037
04　치매가 진행되면 나타나는 증상들 · · · · · · · · · · · · · · · · · · · 038
　　FAQ　치매의 주요 증상에는 어떤 것이 있습니까? _051

CHAPTER 02
치매환자, 어떻게 돌보나

01　환자를 돌보는 데 필요한 정보와 도움 찾기 · · · · · · · · · · · 055
　　FAQ　치매의 원인은 무엇입니까? _063
02　약물 치료의 효과와 부작용 · 065
　　FAQ　약물 치료가 알츠하이머병에도 효과가 있나요? _074
03　재가돌봄을 하는 사람들 · 076
04　요양시설을 이용하는 사람들 · 084
　　FAQ　중증 치매 환자에게 병원은 어떤 곳인가요? _092
05　환자의 증상에 보호자가 대처하는 방법들 · · · · · · · · · · · · 094
　　FAQ　정신행동증상에는 어떻게 대처해야 하나요? _105

CHAPTER 03
보호자의 건강과 행복이 중요하다

01 치매 환자 보호자의 가정생활과 가족 관계는 힘들다 · · · · · · · · 109
  FAQ 환자 보호자나 가족의 고통은 어떻게 극복해야 할까요? _126
02 보호자의 사회생활과 대인관계는 일반인과 다르다 · · · · · · · · 128
03 보호자의 생활방식이 달라진다 · 134
04 보호자는 심리적으로 고통스럽다 · 142
05 보호자는 경제적으로 어렵다 · 152

CHAPTER 04
치매, 내가 아닌 우리의 문제

01 치매 환자를 위한 의료서비스가 나아갈 방향 · · · · · · · · · · · · 161
02 요양시설의 현황과 개선점 · 169
  FAQ 병원 이외의 곳에서 치료 효과를 얻는 방법이 있나요? _176
03 관련 제도, 이렇게 개선해야 한다 · 178
  FAQ 공공기관은 어떻게 치매 환자를 돕고 있나요? _188
04 사람들의 잘못된 인식개선이 먼저 · 190
  FAQ 사회복지차원에서 받을 수 있는 도움은 어떤 것이 있나요? _198
05 환자 가족이 환자 가족에게 전하는 조언 · · · · · · · · · · · · · · · 199
  FAQ 치매 환자를 돌보는 일은 마라톤이다 _209

CHAPTER 01

치매,
이렇게 시작되었다

01 의학계도 확실히 알지 못하는 치매의 원인

치매는 기억력 감퇴, 언어능력 장애, 판단력과 시공간 파악 능력 저하와 같은 다양한 인지능력 장애로 지적인 기능이 지속적으로 감퇴해 자신의 능력으로는 일상생활을 감당하기 어려운 상태를 말합니다.

아직까지 의학계도 치매가 발병하는 명확한 원인을 찾지 못하고 있습니다. 이 때문에 치료가 더욱 어렵습니다. 하지만 초기에 보이는 증상을 바탕으로 가능한 한 빨리 치매 여부를 확인하고, 전문적인 관리를 받는 게 좋습니다.

치매 환자는 자신의 이상행동을 자각하기 어렵습니다. 따라서 보호자들이 먼저 환자의 이상행동을 감지하고 병원을 찾아 치매 진단을 받는 경우가 많습니다. 보호자들이 자주 언급하는 치매의 초기 증상은 다음과 같습니다.

- ☐ 기억을 잘 못하고 이해할 수 없는 행동을 한다.
- ☐ 같은 이야기를 반복하거나 가족을 알아보지 못한다.
- ☐ 기이한 행동을 한다.
- ☐ 반복적으로 상황을 설명해도 이해하지 못한다.
- ☐ 말하는 게 평소와 다르다.
- ☐ 방향감각을 잃는 공간 인지능력 장애가 일어난다.
- ☐ 평소와 달리 욕설을 많이 해 주변 사람들을 당혹스럽게 한다.

보일러를 최고 온도로 틀어놓고 밖으로 나갑니다

어머니 방은 기름보일러였어요. 어머니 방은 따로 보일러를 놓아드렸는데, 언제부터인가 보일러 온도조절기를 끝까지 돌려 강으로 해놓고 나가시곤 했죠. 아침에 제가 온도를 20도로 맞춰놓으면 방이 식을 경우 저절로 보일러가 작동해 손을 댈 필요가 없거든요. "어머니, 보일러를 이렇게 뜨겁게 틀면 어떡해요?" 하고 말씀드려도 "나, 손도 안 댔다." 하시며 번번이 보일러를 최고 온도로 돌려놓고 나가시는 거예요. 제가 어디를 좀 나갔다 오면, 그새 보일러가 계속 돌아가는 거죠. 심할 때는 어머니 방 하나에 넣는 기름 한 드럼이 8일 만에 바닥이 나더라고요. 하는 수 없이 연탄보일러로 교체했더니 이번에는 걸핏하면 수돗물을 틀어놓고 나가시곤 하더라고요. 그때부터 이상하다고 생각했죠.

대야에 대변을 본 사실을
기억하지 못하시네요

우리 집 화장실에는 항상 물을 담아두는 대야가 하나 있는데, 엄마는 늘 그 대야에 옷을 벗어두시곤 했어요. 그런데 어느 날 냄새가 너무 심해 옷을 들춰보았더니 세상에, 대변이, 대변이 있더라고요. 옷에 대변을 눈 채 대야에 담가놓은 거죠. 아버지한테 여쭤봤더니 "그런 적 없다."고 하시더군요. 그래서 엄마에게 여쭤봤죠. 똥 누신 적 있냐고. 그런데 까맣게 모르시는 거예요. 당신은 똥을 싼 적이 없다고 했지만 그건 엄마 옷이었거든요. 그냥 변을 지린 정도가 아니라 작정하고 누신 것처럼 양도 적지 않았는데, 그걸 모른다고 하셔서 정말 당황했어요.

그릇을 씻어서
냉장고에 넣어두세요

14~15년쯤 전인데, 어머님이 설거지한 그릇을 냉장고에 넣어놓곤 하시더라고요. 했던 이야기를 반복하기도 하고 대화도 어쩐지 어긋나는 느낌이고……. 어머님이 아는 분과 이야기 나누는 걸 들어보니 이야기가 자꾸 엉뚱한 방향으로 가곤 하는 거예요. 그런 현상이 가끔 나타나기에 유심히 보다가 깨달았죠. '아! 뭔가 좀 이상하다.'

냉동실에 있는 건 죄다 꺼내고
음식물 쓰레기를 냉장고 속으로……

어느 날 저녁 연말 모임에 잠깐 갔다 왔더니 시어머니가 냉동실에 있는 식재료들을 죄다 식탁 위에 꺼내놓으셨더라고요. 개중에는 육류도 있었는데, 얼었던 게 녹아서 핏물이 뚝뚝 떨어지는 걸 보고 정말 깜짝 놀랐어요. 그때만 해도 '어, 왜 그러셨지?' 하고는 시어머니께 잠깐 화를 내고 그냥 넘어갔어요.

그런데 며칠 뒤 더 이상한 일이 벌어졌어요. 그때는 음식물 쓰레기를 따로 수거하지 않고 그냥 봉지에 담아 버리던 시절이었는데, 저는 음식물 쓰레기를 소쿠리에 건져 바짝 말린 다음 봉지에 넣어 버리곤 했어요. 그날 시어머니가 좋아하시는 사골무국을 끓인 다음 양파와 생강을 소쿠리에 건져놓고 오전에 잠깐 일을 보러 나갔다 왔는데, 소쿠리에 걸러놓은 양파니 뭐니 그런 걸 모두 썰어서 반찬통에 담아 냉장고에 넣어놓으셨더라고요. 정말 깜짝 놀랐죠. '왜 이러시지?' 싶어 당황스럽기도 하고, 시어머니가 갈수록 고약해진다는 생각도 들더라고요. 그 일로 남편과 많이 티격태격했죠.

그리고 며칠 뒤 저녁 밥상을 차릴 때였어요. 어머니가 끓여놓은 무국을 국그릇에 담다 보니 뭔가 딸가닥거리는 거예요. 이상하다 싶어 들여다보니까 은행이 딱딱한 껍질째 그대로 들어 있었어요. 가을이라 아파트 단지에 은행이 많이 떨어져 있었는데, 냄새가 심한 것만 대충 씻어서 국에다 한소끔 넣으신 거죠. 갑자기 앞이 깜깜해지더라고요.

같은 말씀을 반복하고
저를 몰라봤어요

주차장 관리 일을 하시던 시어머니가 언젠가부터 하신 말씀을 하고 또 하고 그러시더라고요. 좀 이상하다는 생각은 들었지만 '건망증 때문에 그런가?' 하고 대수롭지 않게 넘겼어요.

그러다 건물을 새로 짓게 되면서 주차장 일을 놓았는데, 그때부터 갑자기 상태가 나빠지셨어요. 여든한 살쯤 되시던 해였는데, 당신이 잡고 있던 끈을 놓으니까 정신마저 놓으셨던 것 같아요.

저는 8남매 집안의 맏며느리로 1년에 두 번, 1월과 10월에 고사떡을 쪄내요. 그런데 시어머니가 주차 관리 일을 그만두신 그해 10월에 고사떡을 잡수시다가 "왜 올해는 고사를 안 지내냐?" 그러시는 거예요. 그래서 "지금 잡숫고 계신 게 바로 고사떡이에요." 하고 말씀드렸더니 "응, 그래?" 하고는 조금 있다가 또 고사를 왜 안 지내느냐고 그러시는 거예요. 그래서 '안 되겠다. 병원에 한번 모시고 가봐야겠다.' 하는 생각을 했어요. 사실 그때만 해도 크게 심각하게 생각하지는 않았어요. 그런데 어느 날 갑자기 시어머니가 저를 몰라보시는 거예요. 아예 저더러 '도둑년'이라고 하시더군요. 도둑년이 남의 집에 와서 안방을 차지하고 앉았다면서 굳이 제 옆에서 주무시겠다고, 제 옆에서 자야 한다고 하시는 겁니다.

제가 혼자된 지 오래돼서 누구랑 같이 잠을 못 자요. 그래서 "어휴, 어머니 방 놔두고 왜 제 옆에서 주무신다고 그래요?" 그랬더니

"도둑년이 나 잠들면 뭐 훔쳐가려고 그러지!" 하고 보채서 두 시간이나 시달렸어요. 아무리 설명을 해도 안 먹히더군요. 나중에는 가족사진을 보여주면서 "여기 보세요. 여기 있는 이 사람이 누구예요? 바로 저예요, 어머니 며느리요." 하고 설명을 했어요. 그랬더니 한참 사진을 바라보다가 비로소 "내 방에 가서 자야지." 하곤 나가셨습니다.

제삿날을 잊어버리고
자식들에게 자꾸 전화를 해요

언제부턴가 어머니가 제삿날을 잊어버리고 자꾸 물어보시기 시작했어요. 한참 남았다고 알려드려도 계속 까먹고 수시로 전화를 하시는 거예요. 하루에도 몇 번씩 형제들에게 돌아가면서 전화를 걸어 똑같은 질문을 했어요. 전화를 받은 형제들이 다들 말문이 막혔죠. 아무리 가르쳐드려도 조금 있다가 다시 전화를 하시니까요. 그렇다고 화를 낼 수도 없고……. 정말 답답했어요.

누가 왔다 갔는지 기억을 못하고
말끝을 흐려요

언젠가부터 아버님이 방금 다녀간 사람도 기억을 못하시기 시작했어요. 둘째 딸이 왔다 간 뒤 "아버님, 방금 누가 왔다 갔어요?" 하고 물으면 "아니야, 아무도 안 왔어. 안 왔어." 이러시는 거예요. 그래서 "둘째 딸이 왔다 갔잖아요." 그러면 "그랬나? 왔었나? 아,

그런가 보지 뭐." 하면서 말꼬리를 흐리시고요. 그래서 아버님한테 치매가 왔구나 생각했어요.

사실 치매라는 생각을 하기 전에도 좀 이상하시긴 했어요. 낫으로 꽃을 다 잘라놓곤 하셨거든요. 제가 화초를 예쁘게 심어놓고 나갔다 오면 그걸 몽땅 낫으로 자르거나 뽑아서 개울에 던져버리는 거죠. 그때는 '왜 저러시나?' 하고 의아하긴 했지만, 설마 치매일 거라는 생각은 못했어요.

길을 잘 찾지 못하고 날짜도 요리법도 다 잊었어요

본래 엄마는 길눈이 밝았던 분인데, 지금은 길을 가다 말고 "어디로 가야 할지 모르겠다."라며 가만히 서 계시곤 해요. 특이한 건, 예전에 살던 서울 동네에 가면 잘 다니세요. 지하철도 잘 타고 친구들도 잘 만나요. 그래서 종로나 신촌에서는 문제가 없는데, 그 지역을 벗어나면 길을 잘 찾지 못해요. 대전의 우리 집에 오신다거나 종로나 신촌이 아닌 서울 다른 지역에 사는 언니네 집, 경기도에 있는 동생네 집은 못 찾아가요. 길만 못 찾는 게 아니라 날짜도 못 챙기고, 음식을 만드는 방법도 다 잊어버리시더라고요. 그래서 치매를 의심하게 되었죠.

어느 순간 약속 장소를
제대로 찾지 못하셨어요

아버님이 어느 순간부터 이야기를 하시다가 웃을 일이 아닌데도 실실 웃음을 흘리고, 같은 말을 반복하시곤 했어요. 한 2년 전부터는 지하철을 혼자 못 타시더라고요. 그래서 병원도 제가 모시고 다녔어요. 예전에는 "하계역에서 만나요." 이런 식으로 약속 장소를 정했는데, 어느 순간부터는 그렇게 만날 수가 없더라고요.

속옷에서
찌든 냄새가 났어요

병원에서 처방해주는 약을 먹으면 좋아질 줄 알았어요. 아버님이 워낙 정정하신 데다 젊은 사람처럼 몸이 건강하셨거든요. 목소리도 큰 편이라 증상이 심해지는 걸 잘 몰랐던 거죠. 그런데 병원 가서 검사하느라 옷을 벗는데, 러닝셔츠와 속옷이 너무 더러운 거예요. 속옷에서 완전히 찌든 냄새가 날 정도로. 어찌나 민망하던지……. 그래서 진료 마치고 나와서 옷을 싹 새로 사서 보내드렸어요. 그때만 해도 그게 치매 증상인 줄 몰랐어요. 나중에 치매 진단을 받고서야 그런 것들이 다 치매 증상이었다는 걸 알았죠.

치매 진단을 받기 직전에
욕을 정말 많이 하셨어요

결혼 후 시어머니 말씀이라면 무조건 "예, 알았어요." 하고 살았어요. 하지만 나이가 쉰이 넘어가니까 저도 보고 듣는 게 있잖아요. 그래서인지 목소리가 좀 커졌죠. 그렇다 보니까 "밖에 나가서 못된 것만 배우고 온 년."이라고도 하고, "내 말은 잘 듣지도 않는다."고 하는 등 욕을 많이 하셨어요. 치매 진단을 받기 직전에는 진짜 욕을 너무너무 많이 하셨어요. 언젠가 텔레비전을 보니까 치매가 오기 전에 그렇게 욕을 많이 하는 경우가 있다고 하더라고요. 우리 시어머니처럼요.

장을 보러 가서 계산이 틀리다고 자꾸 다투시더라고요

어머님은 늘 혼자 장을 보러 다니셨어요. 그런데 어느 순간부터 장에 가면 다투고 오시더라고요. 계산이 틀려서. 처음에는 시장 사람들을 원망했어요. '나이 든 사람이니까 자기네들 마음대로 계산을 하는구나.'라고 생각한 거죠. 그러다가 어머님이 장을 보러 가실 때 가져간 돈과 사 오신 물건값을 일일이 맞춰서 계산을 해봤어요. 그랬더니 시장 상인의 계산이 틀린 게 아니더라고요. 아마 그때부터였던 것 같아요. 어머님의 치매가 시작된 것이……

치매 전문가의 FAQ — 치매란 무엇인가?

'치매'(dementia)는 '정신이 없어진 것'이라는 의미를 지닌 라틴어에서 비롯된 용어입니다. 태어날 때부터 지적능력이 떨어지는 경우를 '지적장애'라고 부르는 반면, 치매는 특별한 문제 없이 잘 살아오던 분이 다양한 원인으로 인해 뇌기능이 손상되면서 예전에 비해 기억력이나 판단력 같은 지적능력이 감퇴하고, 일상생활을 하는 데 상당한 지장이 생기면 그걸 총칭해서 '치매'라고 부릅니다.

흔히 '치매'라고 하면 한 가지 병으로 알기 쉽지만 사실 치매는 원인이 다양할 뿐 아니라 병증도 여러 가지로 나타납니다.

전형적인 치매는 대뇌신경세포의 광범위한 손상에 따른 것으로 기질(器質)치매라고 부릅니다. 이 외에도 노인성치매, 매독에 의한 진행 마비 또는 간질 대발작이 반복해서 일어나는 간질치매 등이 있습니다.

02 치매를 발견하는 것은 보호자의 눈

치매는 먼저 환자와 보호자를 통한 간단한 병력 청취 과정을 거친 다음 인지능력 평가를 실시해서 진단합니다. 그 결과 치매가 의심되면 실제로 인지능력이 저하되었는지 정밀검사를 합니다.

치매를 발견하기 위해서는 평소 환자와 함께 생활하는 보호자의 주의가 필요합니다. 조금이라도 이상 증후가 있다면 바로 검사를 받아보는 것이 좋습니다. 정밀 검사를 통해 환자의 인지능력 저하가 확인되면 치매로 진단할 수 있는데, 더욱 정확한 치매의 증거를 찾기 위해 혈액 검사, 뇌 영상 검사(CT, MRI)를 실행하기도 합니다. 보호자들이 직접 경험한 치매 진단 과정은 다음과 같습니다.

- ☐ 보호자가 치매 초기 증상을 인지해서 병원을 찾는다.
- ☐ 이상 증상이 나타날 때 뇌 영상 검사를 통해 치매를 확인받는 경우가 많다.
- ☐ 젊은 알츠하이머 환자는 병을 받아들이기 힘들어한다.
- ☐ 겉보기에는 이상이 없지만 여러 가지 검사를 통해 치매로 진단받았다.
- ☐ 종합검진을 거쳐 치매로 진단받은 후 치료를 시작했다.

MRI로 조그맣게 줄어든 어머니의 뇌를 보았습니다

'어머니에게 큰 문제가 있구나.' 싶어서 병원에 모시고 갔더니 의사 선생님이 알츠하이머라고 하시더군요. MRI 화면으로 아주 작아진 뇌를 보면서 얼마나 마음이 아팠는지 몰라요. 어머니가 치매임을 처음 알게 된 순간 '그동안 어머니 혼자서 얼마나 힘들었을까.'라는 생각이 들면서 '내가 참 무심했구나.' 하고 반성하게 되더라고요. 간호사인 저마저도 어머니를 보면서 '나이가 들면 다 저렇게 된다.'라고만 생각했던 것 같아요. 그렇게 치매 진단을 받은 뒤 치료를 시작했어요. 벌써 10년 전 일이네요.

MRI 검사 결과 뇌세포가 이미 많이 죽었다네요

노인들 병을 특히 잘 본다고 소문난 병원에 시어머니를 모시고 갔어요. MRI를 찍어보니까 상태가 생각보다 너무 좋지 않은 거예요. 뇌세포가 많이 죽었다고 하더라고요. 치매 진단을 받고, 그때부터 약을 드셨죠. 그때 이런저런 검사를 많이 했는데, 시어머니는 포악성이 있다고 나왔어요. 그래서 돌아가실 때까지 신경을 누그러뜨리는 약을 계속 드셨어요.

CT 촬영을 해보니 뇌에 하얀 백태가 드리워져 있었어요

어머님이 치매 진단을 받은 지는 좀 됐습니다. 약간의 치매 증세도 있었지만 다른 문제가 많아서 뇌 CT 촬영을 했는데, 뇌에 하얀 백태가 드리워져 있더라고요. 치매 1기라고 하더군요. 병원에서는 이미 치매가 진행되고 있으며 멈출 수가 없으니 약을 복용해야 한다고 했죠.

하지만 당시 척추뼈가 부러지거나, 호흡이 너무 가쁘다거나, 갑상선항진증으로 체중이 급격히 빠지는 등 더 심각한 문제가 많았어요. 그래서 치매 진단을 받고도 심각성을 체감하지 못해 치료를 하지 않았더니 지금은 더 심해졌어요.

1년 동안 이상한 증상을 보여 병원에 갔더니 알츠하이머랍니다

환자가 이상한 증상을 보인 지 한 1년이 지났어요. 더 이상 미루지 말고 꼭 병원에 데리고 가야 한다는 생각으로 환자를 달래고 또 달

랬습니다. 처음에는 들으려고도 하지 않더니 환자 자신도 '진단을 한번 해봐야겠다.'는 생각이 들었던 모양이에요. 스스로 '아, 내 상태가 심각하구나.' 이런 걸 느낀 것 같아요. 그렇게 달래서 대학병원에 가서 검사를 했더니 역시 치매, 알츠하이머 진단이 딱 나오더라고요.

집을 못 찾는 게 이상해서 치매를 의심했어요

작은아들이 "아빠, 엄마가 암만 해도 이상해요. 신경과 쪽으로 다시 한 번 검사를 해봤으면 좋겠어요."라고 해서 치매를 의심하기 시작했죠. 사실 그때까지 난 치매가 뭔지도 몰랐어요. 생각지도 않았죠.

집사람이 집을 제대로 찾아오지 못해서 이상하다 싶었는데, 마침 작은아들이 치매가 의심된다며 제 엄마에게 신경과 검사를 한 번 받게 해드렸으면 좋겠다고 하더군요. 아들 말을 듣고 알아보니까 신경과에서 치매도 치료한다더라고요. 그래서 병원에 검사 예약을 했어요. 그때만 해도 집사람이 치매에 걸렸으리라고는 상상도 하지 않았죠. 그런데 검사를 하고 보름 정도 있다가 결과가 나왔는데, 알츠하이머라는 거예요.

검사하고 또 검사해도
역시 치매

식기를 씻어서 냉장고 위에 올려놓고, 말을 하다가 방향이 다른 데로 새고, 했던 말을 하고 또 하는 모습을 보고 환자를 병원으로 모시고 갔어요. 처음 찾아간 병원에서 치매 같다고 하더라고요. 하도 믿어지지가 않아서 서울에 있는 병원에 가서 또 검사를 했는데, 역시 치매 진단을 받았습니다.

남 앞에서는 멀쩡해 보이는데,
인지 검사를 하면 빵점이에요

어머니는 치매 진단을 받고 1개월에 한 번씩 약을 타러 병원에 가요. 막내가 모시고 다니는데, 병원에 가면 의사 선생님께 "여기 오니까 이렇게 선생님도 본다."고 농을 하실 정도로 아주 멀쩡해요. "다른 데는 다 괜찮은데 정신만 가끔 왔다 갔다 한다."는 말씀까지 직접 하실 정도예요.

심지어 의사 선생님이 환자 상태에 대해 보호자에게 물어보는 것도 어머니가 다 대답해요. 그런데 2~3개월에 한 번씩 인지 검사를 해보면 아주 빵점이에요. 우리 어머니가 굉장히 자존심이 강해요. 남한테 기죽어 사는 걸 워낙 싫어했던 분이라, 인지능력이 떨어졌는데도 정신력으로 멀쩡해 보이도록 행동하지 않았나 하는 생각이 들어요.

치매센터에서 치매 의심 통보를 받고 종합검진을 받았어요

요즘은 지역마다 치매센터가 있어서 치매 진단을 받기가 수월해진 것 같아요. 언젠가 우리 동네 치매센터에서 팸플릿이 왔는데, 누구나 검사를 해볼 수 있다고 씌어 있더라고요. 그래서 어머니를 모시고 가서 검사를 했는데, 대번 치매가 의심스럽다고 나오는 거예요. 그곳에서 "종합검진을 해보는 게 좋을 듯한데 병원을 연결해드릴까요?" 하기에 그렇게 해달라고 했어요. 종합검진 결과 치매 확진 판정이 나와 지금까지 죽 약을 먹고 있어요.

03 알쏭달쏭한 치매의 발병 원인들

뇌기능 손상을 야기하는 질환은 모두 치매의 원인이 될 수 있다고 알려져 있습니다. 하지만 치매 가운데 가장 흔하게 나타나는 신경 퇴행성 질환인 알츠하이머의 경우에는 아직까지 정확한 원인이 밝혀지지 않았습니다. 알츠하이머는 두뇌 속에 있는 수많은 신경세포가 서서히 쇠퇴하며 뇌 조직이 소실되고 뇌가 위축되는 병입니다.

반면에 뇌의 혈액순환장애 때문에 발생하는 혈관성치매처럼 원인이 분명한 치매도 있습니다. 이 밖에도 여러 가지 원인으로 치매가 발생합니다. 하지만 보호자들이 추정하는 발병의 원인은 대부분 의학적인 근거와는 관련이 없습니다. 다음은 환자의 가족들이 생각하는 치매의 발병 원인들입니다.

☐ 환자가 겪은 충격적 사건과 그로 인한 스트레스가 요인이 되었다.

☐ 특정 질환의 진행과 악화가 치매로 이어졌다.

☐ 교통사고 또는 여러 가지 사고로 뇌를 크게 다쳤기 때문이다.

☐ 예전에 뇌를 다친 일이 있는데, 그것이 초로기 치매로 이어졌다.

☐ 반복적인 일상이 갑자기 단절되었다.

☐ 우울감이 정서적 스트레스로 작용했다.

☐ 적극적이고 사교적인 성품을 지닌 사람에게서도 치매가 발병한다.

젊은 시절의 상처와 아들 둘을 앞세운 충격이 컸던 것 같아요

어머니는 젊었을 때 입은 상처가 적지 않았던 데다 연세가 드신 후에 아들 둘을 앞세운 충격이 컸던 것 같아요. 1990년에 작은아들이 사고로 죽고, 2001년에는 큰아들이 심장 수술을 받으러 갔다가 깨어나지 못했거든요. 그때부터 확 나빠지신 것 같아요. 밭일을 하면서도 줄곧 눈물을 흘리셨어요. 우울증이 있었는지는 확실치 않지만 어머니 나름대로 슬픔을 이기려고 밭에 나가서 호미질도 하고 풀도 뽑고 하면서 무척 애를 쓰셨죠. 밭일을 하고 잘 씻지를 않아서 그런지 손톱, 발톱이 다 무좀에 걸릴 정도였어요. 그런 마음의 상처가 치매로 이어진 게 아닌가 싶어요.

어머니가 받았을 스트레스를 생각하면 치매에 걸린 게 이해돼요

어머니는 이중성격이었던 것 같아요. 제가 보기에는 욕심이 많은 분인데, 그 욕심을 겉으로 드러내지 않고 남들 앞에서는 예의도 잘 차리고 엄청 겸손하고 그랬어요. 그러니 스트레스를 많이 받을 수밖에 없었던 거죠. 아버님이 평생 밖으로만 도는 분이었기 때문에 어머니 혼자 아이들 키우고 살림을 하느라 형편이 넉넉하지 않았어요. 그런데 욕심은 많아서 남들 하는 것은 다 하고 싶으니 스트레스를 더 받을 수밖에 없었죠. 평생 힘들게 살면서 스트레스를 받았으니 '치매에 걸릴 수밖에 없었겠구나.' 하는 생각이 들더라고요.

고된 시집살이로 인한 스트레스가 말도 못했어요

시어머니는 고생을 정말 많이 하셨어요. 시부모님 모시면서 자기 자식뿐만 아니라 작은집 애들까지 일곱 명을 키우셨다고 해요. 시동생·시누이까지 어머님이 키워서 결혼시키셨어요. 본래 시어머니 친정은 그런대로 괜찮게 사는 집이었는데, 형편이 넉넉지 않은 댁으로 시집와서 정말 많은 고생을 한 거죠.

설상가상으로 시간이 지날수록 시야가 좁아지는 눈병까지 걸리고 말았어요. 고개를 돌려야만 옆을 볼 수 있는 데다 그나마도 점점 시야가 좁아지니, 그 스트레스도 만만치 않았겠죠.

젊었을 때 수술을 하려고 했는데, 당시 시부모님이 "택도 없는 소리 하지 마라. 남의 집 며느리가 되어서 눈알에다 칼을 대다니, 절대 안 된다!"라고 해서 아예 수술을 못했나 봐요. 어디 그뿐인가요? 시아버지가 경찰이었는데, 집에 잘 안 들어왔어요. 그래서 어머니 혼자 농사를 지으면서 시댁 식구들까지 챙겼으니 그 스트레스가 말도 못할 정도였을 거예요.

당뇨 때문에 뇌졸중도 오고 시력도 잃고 치매도 왔다고 봐요

어머니가 오랫동안 당뇨를 앓았어요. 당뇨는 식이요법이 제일 중요하잖아요. 사실 우리 어머니는 지금 당뇨 합병증 때문에 눈이 거의 안 보여요. 한쪽 눈은 녹내장으로 벌써 옛날에 안 보이기 시작했고, 다른 한쪽 눈도 녹내장인데 거의 시력이 없어요. 당뇨 때문에 살짝 뇌졸중도 왔고요. 저는 어머니의 치매도 당뇨 때문에 생겼다고 생각해요.

치매 환자도 누워만 있지 말고 운동을 해야 하는데, 그게 참 쉽지가 않더라고요. 무릎이 아프다며 걸으려고 하지 않으니까 다리가 더 약해지더라고요.

당뇨 때문에 눈은 안 보이지만 다리라도 성하면 움직일 수 있을 텐데, 눈보다 다리가 더 아프니 활동을 못하고, 활동을 못하니까 치매가 정말 빨리 진행되더라고요.

교통사고로 인한 뇌진탕이
원인이 아닐까 생각해요

환자는 1999년 평택 IC 부근에서 교통사고를 당했어요. 뇌진탕이 일어나서 8주가량 병원에서 치료를 받았죠. 솔직히 뇌진탕 때문에 치매가 온 것인지는 잘 모르겠어요. 그런데 최근 MRI를 찍어보니까 뇌진탕 흔적이 있다고 그러더라고요. 깨알 반쪽만 한 흔적이. 그걸 보니까 혹시 뇌진탕이 원인이 아닌가 하는 생각이 들더군요.

3년 전 계단에서 미끄러져
뇌를 심하게 다친 게 원인이라고 봐요

약 3년 전에 계단에서 미끄러져 뇌를 다친 적이 있어요. 뇌에 금이 갔는데 병원에서는 "출혈이 없으니 괜찮다. 수술은 안 해도 된다."고 하더라고요. 다른 병원에 가서 CT 촬영을 했는데, 거기서도 "괜찮다."고 했고요. 그래도 의심스러워서 또 다른 개인병원에 가서 찍었는데 역시 "괜찮다."고 했어요. 다들 괜찮다고 하니까 그냥 지냈는데, 3년이 지난 지금 치매가 온 거예요. 그래서 이제 알게 된 거죠. '그때 그게 원인이 됐구나.'

외로움 때문에
스트레스를 많이 받았을 거예요

용인에 큰 전원주택을 짓고 살았는데, 집사람이 그때 외로움 때문에 스트레스를 많이 받았을 거예요. 우리 부부 외에는 아무도 안 살았거든요. 앞은 저수지고, 다른 건 아무것도 없었어요. 딱 일곱 채의 전원주택만 있는 동네였는데, 집주인이 모두 서울 사람들이라 토요일에 와서 일요일까지만 있다가 갔어요. 그러니까 평일에는 우리 둘과 개들만 살았던 셈이죠. 그때 받은 스트레스가 엄청났을 거예요.

활동적이고 사교적인 성격이었는데 치매에 걸렸어요

본래 환자의 성격은 대체로 명랑하고, 사교성이 있고, 어느 모임에나 잘 적응하는 편이었어요. 그래서인지 몰라도 자기 마음에 안 들면 그냥 뒤집어져요. 어디서든지 대장 노릇을 해야 하는 사람이었죠. 보통 내성적이고 집구석에 가만히 앉아 있으면서 혼자 생각을 많이 하는 사람들이 치매에 걸리기가 쉽다고 그러는데, 꼭 그렇지만은 않은 것 같더라고요. 그렇게 활발하고 사교적이었던 사람도 치매에 걸리는 것을 보면 말이에요.

치매를 유발하는 원인 질환은 무엇입니까?

치매를 일으키는 원인 질환은 상당히 다양합니다. 일반적으로 70여 가지가 있는 것으로 알려져 있습니다. 그중에서 가장 널리 알려진 알츠하이머병이 약 3분의 2 이상을 차지합니다. 그래서 '가장 흔한 치매의 원인 질환' 그러면 '알츠하이머병' 이렇게들 생각합니다. 그 외에도 혈관 문제 등 매우 다양한 원인 질환으로 인해 치매라는 상태가 일어나게 됩니다.

04 치매가 진행되면 나타나는 증상들

일반적으로 치매 초기에는 최근의 일들을 잘 기억하지 못하는 등의 인지장애가 먼저 나타나지만 일상생활을 하는 데는 큰 지장이 없습니다. 그러다 시간이 지나 치매가 많이 진행되면 혼자 일상생활을 하기 어려운 지경에 이릅니다.

직업을 유지할 수 없게 되고, 가정생활에서도 여러 가지 어려움이 발생합니다. 그리고 병이 좀 더 진행되면 다음과 같은 다양한 행동 증상이 나타났다고 보호자들은 말합니다.

- ☐ 집 밖으로 돌아다니려는 배회 증상이 많이 나타난다.
- ☐ 물건을 옮기거나 특정한 물건에 지나치게 집착한다.
- ☐ 인지기능장애가 심해지면서 환시 또는 환청 등의 환각 상태를 보인다.
- ☐ 가족을 알아보지 못하거나 일상적인 의사소통이 이루어지지 않는다.

- ☐ 낮에 잠깐 자고 밤새 잠을 자지 못한다.
- ☐ 혼자서는 옷 입기, 식사, 대소변을 가리지 못해 일상생활을 할 수 없다.
- ☐ 배가 부른데도 끊임없이 음식을 먹거나 아기처럼 신체 접촉을 좋아한다.

외출했다가 화장실에서 사라졌어요

아내는 '배회 증상'이 심했어요. 언젠가 아내와 함께 외출을 했는데, 화장실에 가고 싶다고 해서 데려다주고 입구에서 기다렸죠. 여자 화장실에는 들어갈 수가 없으니까요. 그 당시만 해도 소변은 스스로 가릴 줄 알았거든요.

그런데 한참을 기다려도 사람이 안 나오는 거예요. 나중에 알고 보니까 인천 송도까지 무작정 버스를 타고 갔던 모양이에요. 의사소통은 잘 안 돼도 차를 타는 것은 가능하니까 아무 버스나 탔던 것 같아요. 치매가 조금 진행되니까 방향감각이나 공간감각도 없어지더라고요.

그때가 거의 해가 넘어갈 무렵이었는데, 서울경찰청과 경기경찰청에 실종신고를 해놓고 나는 나대로 아내를 찾기 시작했죠. 차비도 없는 사람이 송도 어디에선가 내려 집을 찾아야 한다는 생각은 했던지 밤새도록 헤매다가 순찰 경찰에게 발견되었습니다. 몰골이 말이 아니더라고요. 늦가을이라 날씨가 추운 데다 배도 고팠을 텐데, 어디서 넘어졌는지 무릎과 손등이 까져 있어서 마음이 더욱 아팠어요.

아내가
2박 3일간 사라졌어요

한번은 대단히 위험한 일이 있었죠. 아내가 사라져서는 2박 3일간 연락이 없었거든요. 2박 3일이 보통 사람들에겐 그리 긴 시간이 아니겠지만 치매 환자 가족에겐 피를 말리는 시간입니다. 초조하게 기다리는데 태릉 지하철역에서 전화가 왔어요. "지금 역무실에 모셔놨으니까 빨리 모셔가라." 하고.

서둘러 갔는데, 거기서 깜짝 놀랄 얘기를 들었어요. 아내가 지하철을 어떻게 타고 갔는지 몰라도 거기 내려서 나가는 길을 찾지 못했던 모양이에요. 그런데 치매 환자들은 길을 잃어도 누구한테 물어보는 경우가 거의 없어요. 정상적인 사람이라면 '나가는 길이 어디지?' 하고 찾다가 "출구가 어디 있어요?" 이렇게 물어보잖아요. 치매 환자들은 그걸 못해요. 자기가 그냥 해결하려고 그래요.

아내를 곁에서 지켜보니까 치매 환자들은 남이 자기를 환자로 보는 것을 굉장히 두려워하더라고요. 그걸 자기의 약점으로 알거든요. 그래서 자기 형제들도 안 만나려고 들어요. "아이, 언니 그거 또 잊어버렸어? 아까 이야기했잖아." 이런 말이 듣기 싫은 거죠. 그래서 아내도 남한테 뭘 묻는 법이 없어요.

태릉역에서 헤매던 아내는 역무원들이 쓰는 사다리를 잡고 컴컴한 철로로 내려갔다고 해요. 다행히 태릉역에 서 있던 열차 승무원이 아내를 발견하고 역무실에 전화를 했다는군요. 제 아내를 살려주려고 그랬는지, 컴컴한 철로를 주시하다가 검은 그림자가 있으니까 역무실에 전화를 한 거죠. 만약 열차가 그냥 출발했다면……. 생각만 해도 아찔해요.

아침에 현관문을 열고 나갔어요

언젠가 한번은 아침 무렵에 환자가 문고리를 전부 열고 집을 나간 적이 있어요. 문고리가 세 개나 되는데, 그걸 전부 따고 나가서 두어 시간이나 걸어간 거죠. 안산에 있는 아파트 단지 쪽으로. 그 당시만 해도 걸음이 빨랐는데, 어쩐 일인지 제 휴대폰을 들고 나갔더라고요. 걸 줄도, 받을 줄도 모르면서 그걸 왜 들고 나갔는지 모르겠어요.

아침도 안 먹고 나갔으니 12시, 1시 이렇게 되니까 배가 고팠을 거 아닙니까? 뻥튀기 파는 아주머니한테 휴대폰을 주더래요. 아마 먹고 싶어서 그랬던가 봐요. 멀쩡한 사람이 휴대폰을 주니까 뻥튀기 아주머니가 이상하게 생각하고 우리 집에 전화를 걸어주었어요. 천만 다행이었죠.

해만 떨어지면
밖으로 나가려고 해요

엄마는 해만 떨어지면 밖으로 나가려는 석양증후군 증상이 있어요. 어쩌면 석양증후군은 회귀본능에 의한 것인지도 모르겠다는 생각이 들었어요. 새들도 날이 저물면 자기 집으로 돌아가잖아요. 엄마도 '어딘지는 모르지만 돌아가야 한다.'고 생각해서 그러는 게 아닐까요? 그래서 집에 있으면서도 자꾸 나가려고 하는 게 아닐까 싶어요.

엄마가 밖에 나가려고 들면 여간 힘이 드는 게 아니에요. 특히 추운 겨울날, 한밤중에 나가려고 하면 정말 난감해요. 다짜고짜 엄마가 "우리 집에 가자."고 할 때마다 "이 문도 잠겼고, 저 문도 안 열리네. 문이 다 잠겼네." 그러면서 "한숨 자고 날 밝으면 그때 모셔다드릴게요." 하고 달래요. 물론 그렇게 설명해도 도저히 말릴 수 없을 때가 있죠.

> **tip**
> 석양증후군이란 치매 환자들이 해질녘이 되면 더욱 혼란스러워하고 불안정해지며 치매 증상과 우울증이 심해지는 것을 말합니다.

책상이나 컴퓨터처럼
무거운 물건을 자꾸 옮겨놓아요

어머니가 애들 방에서 아이들과 함께 살았는데, 언제부턴가 책상 같은 게 다 삐뚤어져 있는 거예요. 책상이나 가구들이 모두 옮겨진 거죠. 어디서 그런 힘이 나는지 정말 모르겠어요. 정확하게 벽에 붙여놓는 것도 아니고 한쪽으로 삐뚤삐뚤하게 옮겨두곤 하는

데, 어떨 때는 물건을 다 문 앞으로 당겨놓아서 방문이 안 열리기도 해요.

아침에 일어나서 문을 열어보면 창문 밑에 있던 가구들이 문 쪽으로 돌아앉아 있거나 컴퓨터가 방바닥에 내려져 있기도 해요. 이불도 하루는 이곳에 쌓아놨다가 다른 날은 다른 쪽에 잔뜩 쌓아두죠. 거실에 나오면 화분을 바닥에다 내려놓고요. 한마디로 집 안 물건을 가만히 두지 않고 끊임없이 옮겨놓는 거예요.

몇 가지 물건에 집착이 강해서 그게 없으면 난리가 나요

어머니가 책을 참 좋아해요. 그런데 책만이 아니라 부채와 모포, 물병에도 집착을 해요. 여름이든 겨울이든 그 물건들이 없으면 난리가 나는 거죠. 그 네 가지 물건을 딱 들고 의자에 앉아서 계속 책을 읽는데, 앞서 본 내용은 기억을 못해요. 귀가 안 들려서 그러는지, 소리를 내서 책을 읽다가 무엇 때문인지 몰라도 화가 나면 막 욕도 하고요.

책도 그렇고 텔레비전도 그렇고 지금은 의사소통이 안 돼요. 예전에 귀가 들렸을 때도 텔레비전에서 본 내용을 이해하지 못하셨거든요. 예를 들어 연속극에서 누군가 맞거나 때리는 장면을 보면 내용과 상관없이 막 흥분해서 욕을 하고 화를 내셨죠. 책을 읽으면서도 그렇게 행동하시는 것 같아요.

인지기능장애가 오고 난 뒤
환시와 환청이 나타났어요

어머니의 치매 증상이 차례대로 진행되기 시작했어요. 인지기능장애는 당연하고, 그 다음에는 환시와 환청도 나타났어요. 착각이나 착시일 수도 있지만, 어떨 때는 옷걸이에 뭐가 걸려 있는 걸 보고 "저건 누구냐?"고 묻기도 하고, 아무도 안 왔는데 "금방 누가 왔다 갔다."라고 얘기하기도 했어요. 그러고는 석양증후군도 나타났죠. 저녁만 되면 나가려고 하시는데, 막상 모시고 나가려면 너무 힘들어하시는 거예요.

날이 어두워졌는데도 제가 돌아오지 않으면 "애는 왜 이렇게 안 오냐?"고 언니를 막 들볶아요. 어머니가 치매 진단을 받고 난 뒤부터 언니랑 같이 지내고 있거든요. 저하고 지낸 시간이 많다 보니까 언니가 옆에 있어도 저에 대한 애착이 좀 강한 것 같아요. 가장 친근하니까.

인지기능이 많이 떨어져서
가끔 대화가 안 돼요

환자의 인지기능이 많이 떨어졌어요. 대화를 하다 보면 못 알아듣는다는 생각이 들곤 해요. 물론 당신은 자존심이 상해서 내색을 안 하고, 못 알아들었으면서도 무슨 말인지 묻질 않아요. 치매가 원래 왔다 갔다 하잖아요. 하지만 요즘 들어 부쩍 말을 못 알아들으신다는 걸 느껴요. 심지어 "양말 갈아 신으세요." 해도 양말이 뭔지

조차 모를 때가 있는 것 같아요. 항상 그런 건 아니지만, 신발을 잘못 신을 때도 있어요.

단어를 자꾸 잊어버리니까
선택하는 단어가 점점 바뀌더라고요

단어 선택도 점점 단순해지는 것 같아요. 처음에는 고급스러운 얘기를 하다가 어느 순간부터는 일반적인 단어를 선택하고, 시간이 지나니까 저급한 단어만 선택하더라고요. 나중에는 저급한 단어마저 아예 대명사로 바뀌고요. '그거, 이거, 저거, 저놈, 이놈, 저놈.' 이런 식으로요. 단어를 자꾸 잊어버려서 그렇게 되는 것 같아요.

대화가 전혀 안 되니까 당신 주장만 내세워요. 처음에는 가족이나 제삼자가 들어도 어느 정도 '아, 그 얘기를 하시는구나.' 하고 알아들을 수 있었는데, 점점 80퍼센트, 50퍼센트, 20퍼센트로 알아들을 수 있는 정도가 줄었어요. 이제는 당신 혼자서 얘기하시는데, 무슨 얘기인지 아예 못 알아듣겠더라고요.

각성 상태가 너무 심해서
잠도 안 자고 수면제도 듣질 않아요

어머니의 치매 증상 중 특히 우리를 힘들게 했던 건 수면장애였는데, 한동안 정말 심했어요. 치매 환자들한테는 다 그런 증상이 나타나는 것 같은데, 밤새 일어났다 누웠다 일어났다 앉았다 막 이러니까 옆에 있는 사람이 잠을 잘 수가 없어요.

치매에 걸렸다는 걸 알기 전에도 어머니의 호흡이 굉장히 거칠었기 때문에 밤새 무슨 일이 생길지도 모르겠다 싶어서 제가 방을 같이 썼어요. 그런데 어머니에게 수면장애가 온 뒤로는 제가 잠을 잘 수가 없었어요. 거의 1개월을 그렇게 지내고 나니까 체력의 한계가 왔는지 더 이상 버티지를 못하겠더라고요. 너무너무 힘들어서 하루 종일 거의 졸다시피 비몽사몽 했죠. 그런데 어머니는 잠깐만 자도 푹 주무시는지, 잠만 깨면 아주 활기차게 계속 움직이십니다.

어머니가 잠을 잘 때는 언제 깰지 몰라서 못 자고, 어머니가 깨어 있을 땐 움직이다가 다칠까 걱정이 되어 못 자겠더라고요. 하여튼 거의 1개월 동안 그렇게 지내다 너무 힘들어서 병원에 가서 수면제를 처방받았어요. 그런데 어머니의 각성 상태가 너무 심하니까 수면제도 전혀 소용이 없더라고요.

스스로 옷도 못 갈아입고 계절감각도 없어요

환자가 옷을 스스로 못 갈아입어요. 옷을 내주면서 "이렇게 입으세요." 알려줘도 잘 못해요. 입은 옷을 벗고 새 옷으로 갈아입어야 하는데, 그냥 입고 있는 옷 위에 겹쳐 입어요. 결국 제가 다시 벗기고 입혀주어야 해요.

세수는 가까스로 하긴 해요. 하지만 머리를 감을 때는 머리에 샤워기를 대주고 도와줘야 해요. 혼자서는 못해요. 양치도 혼자서는 깔끔하게 하지 못하지만 양치까지 일일이 해주기는 어렵잖아요. 칫솔에 치약 짜서 얹어주고 양치질 하시라고 알려줘요. 목욕은 당연히 혼자 못하고요.

계절감각도 없어요. 어떤 계절에 뭘 입어야 하는지, 가을이 오는지 겨울이 오는지 확실히 모르는 거예요. 그래서 "추우면 겨울이지." 이런 식으로 계절을 알려줘요. 이해를 하든 못하든 저는 계속 알려주는 거예요. 열 번이고 스무 번이고 반복하죠. 불쌍한 생각이 많이 들어서 최선을 다하려고 노력하는 편이에요.

스스로 밥을 못 먹고 대소변도 전혀 못 가려요

전에는 환자가 밥은 자기 손으로 먹었어요. 그런데 올해 입원한 뒤로는 밥도 스스로 못 떠먹어요. 숟가락질하는 방법을 잊어버렸거든요. 그래서 식사는 일일이 떠먹여야 해요. 6~7개월 전까지만 해도 대소변 다 가리고, 다른 것도 조금만 보조해주면 됐는데 급성 신우신염을 앓아 소변줄을 끼고 난 이후로는 전혀 안 돼요. 대소변도 다 받아줘야 해요. 그나마 걷는 것은 해요. 누가 붙들어줄 때나 보조기구에 의지해서 혼자 조금씩 걷는 거죠. 비록 어린애들처럼 아장아장 걷지만, 매일 조금씩이나마 운동을 시킬 수 있어서 참 다행이에요.

배부른 걸 못 느끼는지 음식을 끝도 없이 계속 먹어요

할아버지가 한도 없이 먹어요. 집안의 행사나 모임에 모시고 가면 어떤 사람은 "아무것도 기억 못하는 분을 뭐 하러 모시고 다니느냐."고 하는데, 솔직히 말해서 전 그 기억조차 다 없어지기 전에 더 많이 모시고 다니려고 했어요. 그런데 모임에만 가면 남이야 먹든 말든 상이 차려지기 무섭게 민망할 만큼 막 드시는 거예요.

그래도 나는 할아버지를 거의 모든 모임에 모시고 다녔어요. 그런데 치매를 앓는 분들은 포만감, 배부른 걸 모르나 봐요. 한없이 잡숴요. 때로는 옆에서 보는 사람이 "저렇게 마구 드시면 어떡하느냐?"고 걱정하지만 그렇게 드셔도 별 이상은 없어요.

할아버지는 원래 입이 짧았어요. 반찬 드시는 것도 까다롭고 늘 맛있는 것만 찾으셨는데, 치매에 걸린 이후에는 더 심해진 것 같아요. 반찬도 한두 번 상에 올렸던 것은 아예 드시질 않아요. 먹기 싫으면 그냥 놔두고 다른 걸 드시면 되는데, 꼭 남 앞으로 옮겨놓고 당신 앞에는 맛있는 걸 놓아요.

입 속에 있던 음식물을 뱉어놓으셨어요

제 딸이 콜라 캔에 빨대를 꽂고 마시다 잠깐 자리를 비운 적이 있어요. 그 사이에 어머니가 콜라를 조금 드셨나 봐요. 딸이 돌아와서 "할머니가 드시던 건데 뭐." 이러면서 콜라를 마시는데, 그 안에서 음식물이 나오는 거예요. 콜라를 드실 때 입에 있던 음식물이 빨대를 통해 캔으로 들어간 모양이에요. 예전에는 참으로 깔끔한 분이었는데……. 이런 비슷한 일이 반복되니까 함께 식사하기가 어려워요.

아기처럼 스킨십을 굉장히 좋아해요

요즘 엄마는 꼭 스킨십 좋아하는 아기 같아요. 엄마의 엄마가 된 것처럼 제 볼을 엄마 얼굴에 대고 비벼대거나, 손으로 얼굴을 만져주거나, 머리를 쓰다듬어주고 팔을 주물러드리면 "이렇게 해주니까 정말 좋다." 그러세요. 옷 안으로 손을 넣고 피부와 피부가 접촉하도록 스킨십을 하면 더 좋아하시죠. 그러면서도 "엄마, 내가 누구?" 하고 물으면 "몰라." 그래요. 엄마가 제일 많이 하는 말이 "몰라, 몰라."예요.

자꾸만 뭔가를 의욕적으로 하려고 해요

어머니가 냉장고를 다 뒤집어놓거나 냄비를 몇 개나 태우는 등 자꾸 뭘 하려고 해서 걱정이에요. 아이들의 중요한 문서 같은 게 없어지기도 하고요. 또 갑자기 공부가 하고 싶으면 애들 책에다 볼펜으로 막 글을 써놓기도 해요. 어린 시절에 공부를 많이 하고 싶었던 욕구가 남아 있는 것인지, 우리 집에 오면 책을 들고 소리 내서 잘 읽어요. 그리고 옛날에 일본어 공부를 해서 그런지 일본 말도 또박또박 발음하려고 해요.

공부 못한 한이 치매 증상으로 나타나는 게 안쓰럽기는 하지만, 어머니가 보는 책들이 전부 우리 아이들 책이잖아요. 애들 책에다 볼펜으로 멋있게 글을 쓰는 등 어머니는 그동안 못해본 욕구를 충족시키는 것이지만 우리 식구들로서는 피해를 입는 거잖아요. 비록 작은 일이지만 모든 일상이 그렇게 되니까 힘들어지네요.

치매의 주요 증상에는 어떤 것이 있습니까?

치매 환자가 보이는 대표적인 증상은 기억력장애, 언어장애, 판단력장애와 같은 인지장애 증상입니다. 인지기능, 즉 지적능력이 떨어지는 거죠.

지적인 능력과는 상관없이 망상을 한다든지 환청이나 환시를 보기도 합니다. 때로는 매우 우울해한다거나 굉장히 난폭한 행동을 하고, 잠을 안 자고 막 돌아다니는 분들도 있죠. 이처럼 문제 행동을 일으키거나 정신적으로 이상한 모습을 보이는 것을 총칭해서 정신행동 증상이라고 합니다.

앞서 말씀드린 인지장애 증상과 정신행동 증상이 치매 환자의 대표적인 증상이라고 할 수 있습니다.

안타깝게도 인지장애 증상의 경우 원래대로 돌이킬 수 있는 방법이 아직 없습니다.

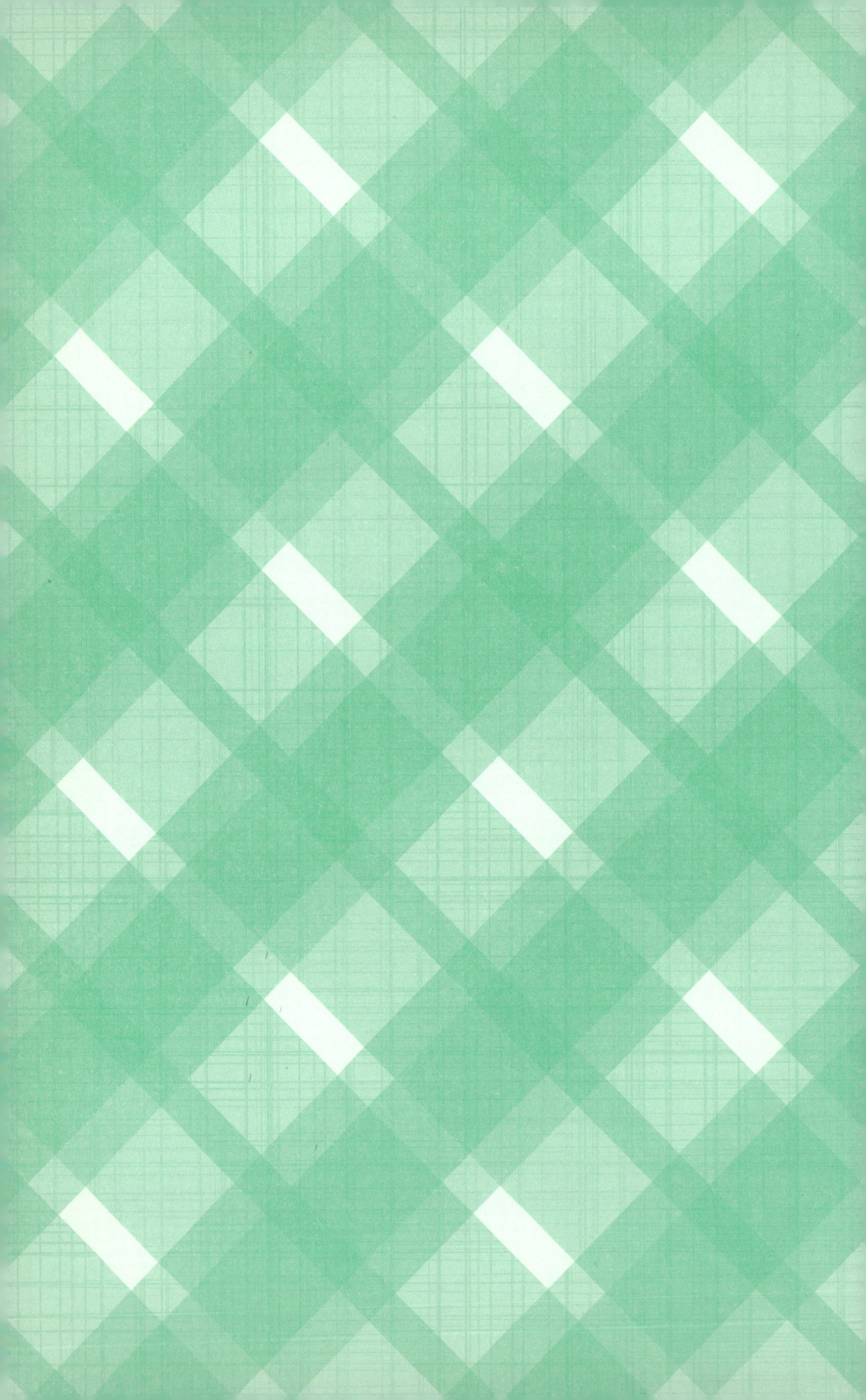

CHAPTER 02

치매 환자, 어떻게 돌보나

01 환자를 돌보는 데 필요한 정보와 도움 찾기

가족 중 누군가 치매 진단을 받으면 보호자는 치매와 관련된 질병 정보와 관리에 많은 관심을 갖게 됩니다. 환자 가족이 정보를 얻는 경로는 치매 환자를 다뤄본 경험이 있는 사람, 각종 매체와 책, 관할 치매지원센터 등 다양합니다. 그러나 이처럼 수많은 정보를 찾아다니지만 정확한 원인을 알 수 없는 것이 치매입니다.

비교적 이른 나이에 갑자기 찾아드는 초로기 치매의 경우 노인성 치매에 비해 상대적으로 오랜 간병기간이 필요합니다. 따라서 초로기 치매 환자를 돌보는 가족의 고통은 일반 치매 환자 가족들보다 더 큽니다. 치료에 대한 확신이 없고 검증된 정보와 희망이 보이지 않기 때문에 고통은 더 크고, 그래서 더 많은 정보와 도움을 절실히 필요로 합니다. 다음은 환자 가족들이 치매 정보를 입수한 경로와 도움을 받은 방법들입니다.

- ☐ 치매지원센터를 통해 정보를 얻고 환자를 관리한다.
- ☐ 주간보호시설에서 만나는 보호자들과의 대화와 모임을 통해 정보를 습득한다.
- ☐ 인터넷 사이트나 책 또는 TV 프로그램 등을 통해 정보를 얻고 활용한다.
- ☐ 주변 사람들에게 도움을 청한다.
- ☐ 보호자끼리 부족한 정보를 서로 공유하고 격려하고 위로하기 위해 모임을 결성한다.

치매지원센터에서 직접 전문가와 상담하는 게 최고예요

치매지원센터에 가면 자료도 많고, 필요한 정보도 많이 제공해주더라고요. 또 직접 치매 전문 교수님하고 상담도 할 수 있어요. 게다가 센터의 교수님은 상담 시간을 많이 내어줍니다. 병원에서는 기껏해야 5분이지만, 센터의 교수님은 자리를 잡고 앉아서 20분이고 30분이고 얘기를 들어주시거든요. 늘 고맙게 생각하죠. 언젠가 상담을 끝내고 나오다가 약 때문에 추가 상담을 드렸어요. 그때 교수님이 약을 바꾸는 걸 추천하긴 하는데 많은 효과는 기대하지 말라고 해서 그냥 바꾸

> **tip**
>
> **중앙치매지원센터**
> www.nid.or.kr
>
> 2012년부터 실종노인상담지원센터 업무를 시작으로 치매시설 정보, 치매상담전화센터, 치매극복 캠페인, 치매전문교육 등을 제공하며 자치단체별 광역치매센터를 별도로 운영, 치매 환자와 가족의 삶을 개선하는 데 도움이 되는 정보를 제공하고 있습니다.

지 않기로 했습니다. 그만큼 교수님 이야기는 신뢰가 가더군요.

우연한 기회에
주간보호시설을 알게 되었어요

아래층에 사는 분과 이야기를 나누다 제 어머니가 치매라고 했더니 "노인복지관 같은 데를 한번 가보면 어떻겠느냐?"라고 하시더군요. 이야기를 듣고 가장 가까운 노인복지관을 찾아가봤더니 주간보호시설을 이용하는 어르신이 많더라고요. 그래서 필요한 절차를 밟고 어머니를 주간보호시설에 다니게 했어요. 아침에 갔다가 오후에 집에 오시는데, 그렇게 주간보호시설에 다니시니 한결 부담이 덜하더라고요.

복지관에서 보호자들끼리 서로
정보를 나누고 위로도 받아요

어머니가 다니는 복지관에서 진행하는 간담회에 참석했다가 그곳에서 만난 보호자들끼리 정보를 나누게 되었죠. 처지가 같다 보니 금세 속마음을 얘기하며 서로 위로도 받고……. 저보다 더 힘든 사람도 많더군요. 며느리들이 아무도 어머니를 모시려 들지 않아 딸이 계속 모시는 경우도 있고, 정말 모실 형편이 안 되는 악조건 속에서도 열심히 모시는 분도 있어요. 그렇게 정보를 주고받으니 한편으로는 서로 위로가 되는 것 같더라고요.

보호자 간담회에서
얘기하다 보면 도움이 돼요

가끔 보호자들끼리 모여서 간담회처럼 자유토론 형식으로 얘기를 하는데, 그게 큰 도움이 돼요. 먼저 환자를 겪어본 분들이 이제 막 환자의 보호자가 된 사람들에게 "이런 증상이 나타날 때는 이렇게 해봤다."고 얘기를 해주는 거죠. 처음에는 긴가민가 반신반의하는 분이 많은데, 차츰 겪어보면 대부분 경험자들의 이야기가 맞다는 걸 실감하곤 합니다.

처음 보호자가 된 사람들은 경험자들의 얘기를 흘려듣는 경우가 많은데, 점점 환자가 그 말대로 되어가면 그때부터 귀담아 듣기 시작해요. 6개월 정도 지나고 나면 '아! 그렇구나.' 하고, 1년 정도 지나면 경험자들의 이야기를 귀담아 들으려고 애쓰게 되는 거죠. 경험자들의 얘기를 3개월만 들어보면 치매 환자를 어떻게 돌봐야 하는지 거의 알 수 있어요.

책과 TV를 보면서
정보를 얻었어요

엄마가 치매라는 것을 알고 난 뒤 치매에 대한 책도 많이 읽고, 치매에 대한 TV 프로그램도 많이 봤어요. 그렇게 알게 된 정보들은 "치매는 뇌 기능이 점점 마비되는, 그러니까 뇌가 점점 까맣게 변하면서 그냥 뭔가 기능이 다 없어져버리는 병이다.", "치매에 걸린 분 대부분이 우울증에서 비롯되었다.", "정신병력이 있는 사람들도 있다.", "스트레스를 많이 받으면 치매에 걸릴 수도 있다.", "고독한 사람들이 치매에 더 많이 걸린다." 등 여러 가지였어요. 검증되지 않은 정보도 포함되어 있겠지만 엄마에게 조금이라도 도움이 되고 싶어 열심히 관련 정보를 찾았죠.

"치매 진행을 늦추려면 환자가 좋아하는 것을 많이 할 수 있도록 도와주라."는 정보가 있었는데, 어느 정도 맞는 것 같아요.

엄마가 옛날 노래를 부르면서 박수를 치면 되게 좋아하세요. "오동추야~" 하고 노래를 부르면 따라 하시죠. "나의 살던 고향은~"과 같은 옛날 노래는 거의 다 좋아해요. 그렇게 자주 노래를 불러드려서 그런지, 지금은 텔레비전에서 노래가 나오면 반응을 하세요. 예전에는 텔레비전을 틀어놔도 반응이 없었는데 지금은 약간 웃는 표정을 짓거든요.

치매 관련 책을 읽고 주변 분들에게도 도움을 청하기 시작했어요

치매 관련 책을 보면 많이 웃게 해드리고, 얘기를 많이 해드리고, 대화 상대가 되어드리기만 해도 진행을 좀 둔화시킬 수 있다고 하더라고요. 그래서 의도적으로라도 어머니랑 대화가 잘되는 사람을 특별히 모셨어요. 정부 보조금을 받을 수 있는 요양보호사 외에 다른 한 분을 자비로 모셔서 어머니와 대화를 많이 하도록 한 거죠.

어머니의 일상, 옷 이야기, 어머니가 관심을 갖고 있는 것들, 예를 들면 드라마나 음식에 관한 얘기를 자주 하고 많이 웃겨드리려고 노력했어요. 그 외에 다른 질병에 관한 것도 지속적으로 체크하고, 정신적인 부분도 신경을 쓰기 시작했죠. 또 가족이 할 수 없는 부분은 다른 사람들, 즉 요양보호사나 동네 분들에게 도움을 청했어요. 그래서 치매 관리는 환자와 보호자가 같이해야 한다고 그러나 봐요.

초로기 치매에 대한 정보가 없어 환우 가족 모임, 아사모를 만들었어요

아내가 초로기 치매에 걸렸다는 걸 알았을 때 의지할 데도 없고 정보도 없어서 무척 힘들었어요. 사람을 잃어버려도 찾기가 힘들었죠. 그러다 우연히 치매협회가 있다는 걸 알게 됐습니다. 그곳에서 환자가 길을 잃을 것에 대비한 팔찌를 준다고 해서 물어물어 찾아갔어요. 그렇게 치매협회에 가보니 치매 중에서도 초로기 치매에 걸린 사람들이 제일 힘든 거예요.

40대, 50대에 치매가 온 사람들이 대다수였는데 정말 불쌍해서 못 보겠더라고요. 그 당시에는 눈물 흘리고 가슴 아파하는 사람이 정말 많았어요. 그래서 환자 가족들이 모여서 어떻게 도움을 받아야 하는지, 어떻게 치료해야 하는지 정보도 교환하고 사회적인 제도도 만들

> **tip**
>
> 한국치매협회
> http://www.silverweb.or.kr
>
> 1994년 치매와 관련된 의료, 간호, 노인복지, 심리, 법률, 영양, 건축 등 8개 분야의 전문가가 모여 치매를 예방하고 퇴치하기 위해 설립했다. 사이트에 접속하면 온라인 치매 선별 검사, 간이 정신 상태 검사, 기억감퇴자각도 검사, 노인 우울 척도 검사 등을 바로 시행하고 결과를 확인할 수 있다.

어보자는 취지로 결성한 게 '아사모'(다음 카페 아내를 사랑하는 모임)예요.

동병상련을 나누는 모임에 가면 환자들도 즐거워해요

예전에는 국가나 사회에서 치매 환자나 가족에게 아무런 도움을 주지 않았어요. 정말 의지할 데가 없었죠. 오래된 친구나 가족들을 만나도 인사 정도만 나누고 일부러 만나게 되지는 않더군요. 그들에게 "내 아내가 어저께 똥을 어떻게 쌌고, 오늘은 어떻고……." 이런 얘기를 하는 게 왠지 흉보는 것 같아서 싫더라고요. 그러던 중 우연히 '아사모'라는 모임을 알게 되었는데, 그 모임을 통해 상당한 위안과 위로를 받을 수 있었습니다. 처지가 같다 보니 흉이라고 생각했던 얘기도 털어놓게 되고, 같이 눈물도 흘리고 그럴 수 있으니까요. 그런 사람들이 어디 있겠어요? 오직 동병상련의 입장이니까 가능하다고 생각해요. 게다가 아사모에 가면 환자들도 즐거워해요. 뭔지는 모르지만 환자들도 스스로 이해받는다는 느낌을 받나 봐요.

아무리 찾아봐도 아직 알츠하이머가 뭔지 모르겠어요

저는 지금도 이해를 못합니다. 알츠하이머에 대해서. 책을 그렇게 많이 읽었는데도, 지금도 알츠하이머가 뭔지 모르겠어요. 인터넷으로 검색해보면 알츠하이머에 대한 정보가 그렇게나 많은데, 아무리 정보를 찾고 좋다는 대로 해봐도 계속 나빠지기만 하니까요. 우리가 흔히 "너 벽에다 똥 바를 때까지 살아라." 그러잖아요. 그거 정말 무서운 욕입니다, 무서운 욕. 그게 무슨 말인지도 모르고 들 막 쓰는데, 실제로 치매 환자를 겪다 보니 그보다 무서운 말이 없다는 걸 알겠더라고요.

치매의 원인은 무엇입니까?

앞에서도 이야기했듯이 치매는 알츠하이머 혹은 뇌혈관 질환 등 다양한 질병으로 인해 생깁니다. 그리고 일단 치매에 걸리면 치료가 불가능하다고 알고 있는 분이 많은데, 전체 치매 원인 질환 중 10퍼센트 정도는 일찍 발견하면 완치까지도 기대할 수 있습니다.

치매의 원인 중 약 70퍼센트를 차지하는 알츠하이머병은 대표적인 퇴행성 뇌 질환입니다. 어떤 원인으로 뇌세포가 점점 손실되면서 그로 인해 이차적으로 기억력이나 판단력, 계산력 같은 지적인 능력들이 조금씩 감퇴해 나가는 치매 유발 원인 질환입니다. 알츠하이머병의 경우 현재까지는 완치를 기대할 수 있는 치료법이 없습니다.

갑상선기능이 저하돼도 치매 상태가 일어날 수 있는데, 이 경우 갑상선호르몬만 투여하면 치매 상태에서 벗어날 수 있습니다. 또 뇌종양도 종양이 생기는 부위에 따라서 기억력과 지적인 능력을 지속적으로 저하시켜 치매의 원인이 될 수 있습니다. 이런 경우라면 뇌종양을 수술로 제거하거나 감마라이프 같은 걸로 치료해 종양을 제거하면 치매 상태에서 벗어날 수 있습니다. 또 비타민 결핍으로 인해서도 치매 상태가 일어날 수 있는데, 이런 치매의 경우 부족한 비타민만 보충하면 완치가 가능합니다.

이처럼 치매를 일으키는 원인들 중 10퍼센트 정도는 해결할 수 있는데, 그런 걸 소위 "가역적인 치매의 원인이다."라고 이야기합니다. 따라서 환자 열 명 가운데 한 명은 빠른 시간에 정확하게 진단하면 원래대로 돌아가는 완치까지도 기대해볼 수 있습니다.

02 약물 치료의 효과와 부작용

 치매로 인한 일상생활 수행능력 장애를 개선하기 위해 현재 다양한 약물 연구가 진행되고 있습니다. 아직 치매를 완치할 수 있는 약물은 없지만, 언젠가는 개발될 것으로 믿습니다.

 치매로 진단받은 환자에게는 주로 약물 치료를 시행합니다. 그러나 약물의 효과에 대한 보호자의 견해는 엇갈리는 경우가 많습니다. 약물 치료 이후 악화되는 경우도 있고, 개선되는 경우도 있기 때문입니다. 또 눈에 띄는 정도는 아니지만 급격한 진행을 더디게 하는 경우도 있습니다. 대부분의 보호자가 약물 치료 효과를 신뢰하지 않지만 치매의 진행을 늦춘다는 데는 공감하는 편입니다.

☐ 치매 초기에 일시적으로 증상이 호전되었다.

☐ 약물 복용 이후 진행 속도가 느려지는 걸 느꼈다.

☐ 약물 복용 이후 환자의 상태가 더 악화되었다.

☐ 부작용 때문에 약물 복용을 일시 중단하거나 복용량 또는 횟수를 변경했다.

☐ 부작용으로 환자가 기운 없어 보이면서 의기소침해지고 잠을 많이 잔다.

☐ 알약 대신 피부에 붙이는 패치 치료제를 처방받아 사용했다.

약을 드시자 불과 며칠 사이에 증상이 싹 사라졌어요

병원에 가서 MRI 촬영과 인지 검사를 했습니다. 인지 검사를 할 때 환자는 자신이 왜 병원에 왔는지 잘 몰랐고, 병원에 갔다 오는 길에도 잘 모르는 상태였어요.

검사 결과 경미한 치매 진단을 받았습니다. 증상이 계속 지속되는 게 아니라 증상이 좀 완화될 때도 있고 멀쩡할 때도 있었죠. 그에 맞춰 치매 치료약을 처방받았는데, 놀랍게도 그 약을 드시자 불과 며칠 사이에 증상이 싹 사라졌어요. 증상이 완화된 수준이 아니라 완전히 사라진 거예요. 우리 가족끼리 "야, 이거 무슨 이상한 약 아냐?"라고 농담을 할 정도였습니다.

약을 드신 후 진행 속도가 늦춰진 것 같아요

꼭 집어서 이야기할 수는 없지만, 환자가 치매 약을 먹으면서 진행 속도가 약간 늦춰진 것 같아요. 그래도 가까운 사람을 몰라보는 것은 별로 좋아지지 않았어요. 몰라봤던 사람을 알아보게 해주지는 못하는 것 같습니다.

약물이 진행을 늦추는 것 같기는 해요

약을 안 먹은 환자를 직접 보지 못해서 잘 모르겠지만 약물이 치매의 진행을 많이 늦춘다고 하더라고요. 그리고 새로운 약이 계속 개발되잖아요. 약이 점점 좋아져서 그런지 병이 진행되기는 하지만 속도가 많이 늦춰진 것 같기는 해요.

약물 복용하는 분을 많이 봤는데 그래도 진행은 되더라고요

약물의 효과? 저는 약물이 효과가 있다고 믿지는 않아요. 치매 진단을 받고 약물 복용하는 분을 많이 봤는데 그래도 진행되더라고요. 약을 드시고 좋아지는 것까지는 바라지도 않아요. 더 이상 진행이 안 되고 멈출 수만 있어도 좋겠는데 그런 분을 거의 못 봤거든요. 대부분 차츰차츰 진행이 돼요. 빠른 속도는 아니지만, 거의 다 진행은 되는 것 같아요. 물론 제가 뵌 분들의 경우예요.

'굳이 약을 드셔야 하나?'라는 생각이 들어요

병원에서 치매약이 병을 낫게 하는 것은 아니고 더 이상 진행이 안 되도록 유지하는 역할을 한다고 하더군요. 그 말대로 한동안은 유지되는 듯했어요. 집에 계실 때도 그랬고, 요양원에 계실 때까지는 그냥 똑같은 것 같았어요. 그런데 어느 순간부터 점점 더 심해지는 게 눈에 보이더군요. 약을 먹는다고 해서 유지되는 건 아니라는 생각이 들었어요. 나중에는 아무런 효과도 없는데 약을 꼭 먹어야 하나 싶더라고요. 그래도 안 먹으면 안 되는 이유가 있다고들 얘기해서 계속 드시기는 했죠.

약을 몇 개월 복용한 뒤 더 나빠진 것 같아요

환자의 치매가 더 진행되지 않도록 처방전을 받아 약을 복용했어요. 그렇게 몇 개월을 드셨는데, 오히려 더 나빠지신 것 같아서 지금은 약을 끊었어요. 약을 드시면서 기운이 떨어지고 대화가 조금 줄어들었을 뿐만 아니라 정신도 더 없어지고 엉뚱한 소리까지 하시는 거예요. 때도 아닌데 논에 김을 매러 간다거나 모를 심으러 간다고도 하고, 피 뽑으러 가야 된다고도 하셨죠. 우리 논은 다 남에게 줬는데, 거기서 일을 해야 한다며 자꾸 논에 나간다고 하시는 거예요. 그리고 시도 때도 없이 얼른 밥을 차리라고도 하시더군요. 약을 끊은 지 1~2개월 됐어요.

약을 드시는데, 효과는 모르겠고
소변에서 냄새가 많이 났어요

아버님이 한 1년 정도 약을 드셨는데, 효과가 있는지는 잘 모르겠더라고요. 본래 약을 무척 좋아하셔서 전립선약부터 이런저런 영양제까지 약을 많이 드셨는데, 치매약을 드신 후에는 소변에서 냄새가 너무 나서 제가 끊었어요. 약을 끊어도 식사만 잘하시면 되겠지 하는 게 제 생각이에요.

그런데 이제는 화장실도 겨우 갈 정도로 잘 움직이질 못하시네요. 바닥에는 안 앉고 침대나 소파에만 앉는데, 식사도 침대 옆에 놓은 식탁에서만 하실 정도로 움직이는 걸 싫어하세요. 침대에서 바닥에 내려오는 것조차 싫어하고, 씻는 것도 싫어하니 냄새가 안 날 수가 없잖아요?

약을 드시면 좋아질 거라고
생각했는데 그게 아니더라고요

엄마는 본래 파킨슨병 치료약만 처방받아서 드시고 있었어요. 그러다 의사 선생님한테 "혹시 치매약을 처방해줄 수 있나요?" 하고 물었더니 가능하다고 해서 치매약을 드시기 시작했어요.

저는 치매약을 복용하면 엄마가 완전히 좋아질 거라고 생각했어요. 물론 금방 좋아질 거라고는 생각하지 않았지만, 몇 년 드시다 보면 자식도 기억하고 옛날 일도 기억할 것이라 기대했는데 그게 아니더라고요. 별로 좋아진다는 느낌도 없었어요. 그래서 의사 선생님한테 "별로 호전되는 것 같지 않은데, 약을 끊어도 될까요?" 하고 물었죠. 그랬더니 의사 선생님이 그러더군요. 치매 전에 먹으면 모를까, 치매가 온 상태에서는 별로 효과가 없을 거라고요. 그러면서 병이 어느 정도 진행된 상태면 나빠질 확률은 높지만 좋아질 확률은 없다고 하더라고요. 그래서 치매약을 빼 달라고 했어요. 좋아질 가능성이 없다는데 굳이 먹을 필요가 없잖아요?

▍약 복용 횟수를 늘린 뒤 대소변을 가리지 못하더라고요

환자가 본래 오줌을 못 가렸어요. "아, 오줌 마려." 하면 화장실 갈 사이도 없이 벌써 밑으로 줄줄 흐르곤 했죠. 증상을 조금이라도 개선시키고 싶어서 의사 선생님한테 얘기했더니 복용하던 약에다 반 알을 추가해주셨어요. 오전에 두 알, 잘 때 두 알 드시던 걸 반 알 늘렸는데, 그걸 복용하고는, 대소변을 더 못 가리시더라고요. 낮에 데이케어센터에서도 실수를 해 두어 번 옷을 갈아 입힌 다음 저녁에 모시고 왔어요. 아무래도 약을 늘린 뒤 그렇게 된 것 같아서 병원에 약 타러 갔을 때 선생님께 얘기를 했더니 "그러면 약을 쭉 먹이지 말고 집에 있는 금요일과 일요일, 토요일 저녁에만 먹여보자."고 하시더군요. 하지만 더 이상 약을 안 먹였어요. 대소변을 더 못 가리는데 굳이 비싼 약을 먹일 이유가 없잖아요.

약한 약을 드실 때는 좋았는데
약이 세지니까 더 나빠졌어요

우리 어머니는 치매 중에서도 작화가 심한 치매였어요. 그래서 복지관에서 수업할 때 방해를 많이 하셨죠. 어머니가 다니시는 복지관에 치매 환자가 한 20명쯤 됐는데, 어머니 때문에 프로그램을 운영하기가 좀 힘들었나 봐요. 할 수 없이 퇴소 절차를 밟았는데, 직원이 작화에 관한 약을 써보라고 권해서 복용하기 시작했어요.

그런데 약한 약을 드실 때는 괜찮았는데 약이 강해지지 더 나빠지는 것 같더라고요. 약이 세다 싶으면 잠만 주무시거나 아침에 일어나 화장실에 가면서 실수를 하는 경우가 많았거든요. 보호자 간담회에서 얘기를 나누다 보니까 누군가 "약을 세게 쓰면 쓸수록 더 바보가 된다."고 얘기하더라고요. 제가 경험한 것도 있고, 다른 보호자들도 그런 얘기를 하기에 임의로 약을 끊었어요. 지금은 아예 약을 복용하지 않고 있어요.

> **tip**
> 작화란 실제 체험과는 다른 것을 자기가 생각해낸 것처럼 착각해서 말하는 것입니다. 뇌기질성 정신장애, 특히 코르사코포(건망)증후군에서 잘 나타납니다. 오지 않은 사람이 문병을 왔다고 하거나, 죽 병실에 있었으면서 그저께 파리에서 왔노라고 하기도 합니다. 당혹작화는 노년 치매로 심한 건망의 공백을 채우기 위한 것입니다. 동의어로 허구증(虛構症), 허담증(虛談症)이 있습니다. (출처: 간호학대사전)

약을 드시면 기운이 없어 보이고
잠을 많이 주무세요

엄마가 드시는 약 성분을 물어보니 우울증도 방지하는 약이라 하더라고요. 그런 약을 드시면 잠을 많이 주무신다는데, 너무 많이 주무시니까 더 기운이 없고 상태도 더 나빠지는 것 같았어요. 그래서 가끔 그 약을 빼고 드리기도 했어요. 잠을 많이 주무시는 것 외에는 약에 대한 거부반응은 없었어요.

원래 엄마는 아주 긍정적인 성격이라 아파도 크게 내색하지 않고 항상 밝게 행동하시곤 했어요. 자식들이 걱정할까 봐 일부러 그러셨을 수도 있지만, 아프다고 걱정하며 호들갑 떠는 분은 아니었어요. 그래서 그런지 치매라고 하면 본인이 제일 놀라기 마련인데, 엄마는 심각하게 받아들이지 않고 약도 잘 드셨어요. 잠을 많이 주무시는 것 외에는 위장장애나 다른 부작용은 없었던 것 같아요.

어머니는 패치가 파스인 줄 아세요

어머니는 본래 드시는 약이 많았어요. 여기에다 치매약까지 합치면 약이 너무 많아져서 조심해야 한다며 신경과 교수님께서 패치를 권하셨어요. 드시는 것보다 붙이는 게 좋다는 거였죠. 패치도 강도가 여러 가지인데, 지금은 중간 정도의 패치를 사용하고 있어요.

저는 매일 패치를 붙여드리면서 치매를 잡아주는 약이라고 설명해요. 왜냐하면 어머니는 패치를 신경통이나 근육통에 붙이는 파스로 알고 여기가 아프니 여기 붙여달라고 하고, 저기가 아프니 저기 붙여달라고 하시거든요. 그래서 치매 치료약이라고 설명을 하는데, 어머니는 그걸 인정하지 않네요.

패치도 붙이고 약도 복용해 내성이 생길까 봐 걱정이에요

대학병원 교수님과 상담해서 패치도 붙이고 약도 복용했어요. 약 종류가 서너 가지 됐던 것 같은데, 별 효과가 없었어요. 게다가 환자가 노인이기 때문에 피부가 약해서 패치를 붙이고 떼는 게 아픈 모양이더라고요. 패치를 뗄 때 화를 많이 내셨어요. 그나마 지금 약을 제일 오래 복용하고 있는 건데, 너무 오래 복용하면 내성이 생긴다고 해서 걱정입니다.

치매 전문가의 FAQ

약물 치료가 알츠하이머병에도 효과가 있나요?

치매 환자 중 가장 많은 숫자를 차지하는 알츠하이머병은 전혀 치료할 수 없다고 알고 있는 분이 많은데, 꼭 그렇지는 않습니다. 지금 나와 있는 몇 가지 약재를 쓰면 증상이 나빠지는 속도를 상당히 늦출 수 있습니다. 장기적으로 볼 때 그런 상태를 5년, 10년 이어가면 환자의 상태는 약을 쓴 경우와 쓰지 않은 경우 상당히 차이가 납니다.

한 가지 예를 들어보겠습니다. 알츠하이머병 환자를 두 집단으로 나누어 한 집단은 약을 주고, 다른 한 집단은 약을 주지 않고 일반적으로 우리가 돌봐드리는 방법으로만 관리했습니다. 연구를 시작할 당시 환자는 모두 '재가돌봄', 즉 집에 있는 분들이었습니다. 다시 말해 상태가 그다지 심하지 않은 분들이었습니다. 그런데 8년 정도 관찰을 해보니 큰 차이가 나타났습니다. 약을 드신 환자 가운데 8년 뒤 집에서 모시지 못해 요양시설로 간 환자의 비율은 약 20퍼센트였습니다. 반면에 약을 드시지 않은 집단에서는 거의 90퍼센트의 환자가 요양시설로 옮겨졌습니다.

'이 약을 먹고 기억력을 얼마나 원래대로 회복시켰느냐?'라는 단순한 관점에서 보면 약물 치료는 효과가 없다고 말할 수도 있습니다. 현재 사용하는 약이 기억력을 원래대로 돌려줄 수 있는 것은 아니기 때문에 완치를 기대할 수 있다거나 완벽한 약이라고 말하기는 어렵습니다. 하지만 치매 환자가 최대한 사람으로서의 의미 있는 기능을 유지하는 데는 분명 효과가 있습니다. 인지장애 측면에서만 보면 분명히 그렇습니다. 약을 복용하면 치매에 걸렸어도 최대한 오랫동안 가족들과 일상적인 생활을 함께할 수 있는 상태를 유지할 수 있습니다.

03 재가돌봄을 하는 사람들

치매 환자를 요양시설에 위탁하지 않고 가정에서 직접 돌보는 것을 재가돌봄이라고 합니다. 재가돌봄은 보호자가 모든 것을 감당하는 경우도 있고, 요양보호사 제도를 활용하는 경우도 있습니다. 또한 낮 시간 동안에는 주간보호시설(데이케어센터)에서 운용하는 치매 환자를 위한 프로그램을 활용하기도 합니다. 다음은 재가돌봄을 하는 사람들의 사례입니다.

- ☐ 행복하고 단란했던 가족 관계를 바탕으로 모든 것을 감당하며 헌신한다.
- ☐ 국가에서 보조하는 요양보호사 제도를 활용해 도움을 받고 있다.
- ☐ 보호자가 직접 환자를 데리고 치매지원센터의 주간보호 프로그램에 참여한다.
- ☐ 보호자를 대신해 환자를 돌봐줄 사람이 필요하다.

☐ 요양보호사가 환자를 데리고 치매지원센터의 주간보호 프로그램에 참여한다.

아버지가 워낙 잘해주셔서
엄마를 모실 수 있는 것 같아요

남편이 아프면 아내가 생활을 책임지는 게 일반적이죠. 긴 병에 효자 없다고 하잖아요? 그 말이 딱 맞아요. 남편이나 아내는 그 짐을 끝까지 지고 가지만 자식들은 자신들의 생활이 우선이니까 끝까지 부모를 책임지기가 어렵죠.

  아버지는 평소 가족에게 무척 잘하셨어요. 제가 치매에 걸린 엄마를 모실 수 있는 것도 아버지 덕분이에요. "네 부모를 공경하라."고 한 성경 말씀이 가장 큰 이유지만, 아버지가 자식들과 엄마한테 참 잘해주셨기 때문이에요. 당신이 드시고 싶은 것, 입고 싶은 것, 사고 싶은 것은 제쳐두고 가족들을 위해 일만 하셨거든요. 눈이 오나 비가 오나 쉬는 날 없이 나가서 일하셨어요. 추석하고 설날, 엄마 생신 때 외에는 쉬지 않고 일만 하셨죠. 그렇게 아버지께 받은 게 많아서 엄마를 모실 수 있는 것 같아요.

꾸준히 유산소 운동을 시키고 건강식을 챙겨드려요

환자에게 유산소 운동을 많이 시키는 것밖에 방법이 없다고 봐요. 식사는 잡곡밥, 현미밥으로 챙기고, 채소와 과일을 많이 드시게 했어요. 의사 선생님 말씀을 듣고 그렇게 한 거죠.

그리고 집 근처 공원에서 운동을 하도록 했습니다. 처음에는 한 바퀴 도는 데도 숨이 차서 다 못 돌았어요. 그래도 5~6개월 꾸준히 걷다 보니 지금은 공원을 세 바퀴쯤 돌아요. 그러면 2킬로미터 정도 되거든요. 그렇게 계속 유산소 운동을 하니까 몸이 좋아졌어요. 그러는 한편 헬스장에 데려가서 자전거를 타게 하니까 균형감각도 좋아지더라고요.

요양보호사가 오면 엄마 모시고 바깥에 나가서 운동을 해요

치매지원센터에 신청했더니 요양보호사가 정기적으로 집에 찾아오기 시작했어요. 보통 요양보호사가 오면 방 치우고, 빨래 돌리고, 설거지를 하는 등의 일을 주로 시키나 봐요. 그런데 저는 집안일은 모두 제가 해놓고 요양보호사가 오면 엄마를 모시고 함께 바깥으로 나가서 운동을 해요. 엄마가 밤에 잠을 안 주무시면 결국 제가 힘들잖아요. 그래서 운동을 시켜드리는 거죠.

바깥에서 휠체어를 밀며 한두 시간 정도 운동을 하면서 서로 이런저런 얘기로 시간을 보내곤 한답니다. 그 외에 특별히 요양보호사가 하는 일은 없어요.

요양보호사가 친정어머니를 치매센터에 모시고 다녀요

우리 집 바로 옆에 있는 연립 원룸을 얻어서 친정어머니를 모셨어요. 제가 셋째 며느리라 시부모님을 모시지는 않지만 친정어머니를 우리 집에 모시는 건 부담이 되더라고요. 그래서 가까이 모셔놓고 매일 왔다 갔다 했죠.

낮에는 치매센터에서 운영하는 주간 프로그램에 나가셨어요. 아침에 센터에 갔다가 낮에 집으로 오시는 거죠. 다행히 치매센터가 가까이에 있었거든요.

그런데 아래층에 사시는 할머니 말씀을 들으니 어머니가 새벽마다 밖에 나가신다는 거예요. 어머니 집 주변에 은행나무가 있는데, 날마다 나가서 은행을 두 자루나 주워놓았더라고요. 그렇게 많은 은행을 모았을 정도로 새벽마다 나가신다니 정말 불안했습니다. 그래서 아래층 할머니에게 따로 사례비를 드리고 어머니를 지켜봐 달라고 부탁을 드렸죠.

어머니가 다닌 치매 주간보호센터는 환자를 집에까지 데려다주지는 않았어요. 차로 집 근처까지 데려다주기는 하지만 보호자가 없으면 다시 센터로 데리고 가는 거죠. 하지만 제가 매일 어머니 오는 시간에 맞춰서 집 앞에 나가 있을 수가 없더라고요. 그래서 고민이 많았는데, 알고 보니 치매센터 프로그램 중에 재가돌봄이라고, 요양보호사가 집에 와서 환자를 돌봐주는 게 있더라고요. 그래서 센터를 통해 어머니를 돌봐드릴 분을 고용했고, 그분이 어머니를 모시고 센터에 출퇴근을 했어요. 당연히 그분에게도 따로 사례비를 드렸죠.

처음에는 주중에만 그렇게 해 괜찮았는데 어머니 상태가 나빠지면서 토요일, 일요일도 돌봐주는 사람을 써야 하는 상황이 되니까 경제적인 부담이 감당이 안 될 정도로 커지더라고요.

주간보호센터에 가서 여러 프로그램에 참여해요

주간보호센터에서 수요일에는 원예를 하고, 목요일에는 선생님과 함께 숫자 공부를 하고, 금요일에는 한 시간씩 운동을 해요. 그렇게 아주 기본적인 것들을 하더라고요.

'가위바위보'를 하면 가위나 바위, 보자기를 내야 하잖아요? 그런데 남편은 하나도 모르더라고요. 제가 옆에서 "이렇게 하세요. 저렇게 하세요." 해도 어떻게 해야 하는지 몰라요. 주먹을 내면 주먹만 기억하고 보자기를 바꿔 내지 못하는 거죠. 여든이나 되신 어르신들 중에도 치매가 왔다 갔다 해서 그런지 몰라도 잘 따라하는 분들이 있던데, 남편은 안 되더라고요. 그래도 대충은 따라 하니까, 그거라도 하면서 앉아 있으니 다행이라 생각해요. 잘 따라 하지 못해도 그곳에 가면 남편이 좋아하니까 열심히 다니고 있답니다.

주간보호센터에 다닌 뒤로
아주 좋아진 편이에요

주간보호센터에 가서 종이접기도 하고, 민요교실, 한글교실에도 참여해요. 그런데 우리 안사람이 한글 공부는 기억을 잘 못하니까 적응을 못해요. 한 20~30분만 지나면 "왜 내가 이걸 해야 하냐?", "내가 왜 이 나이에 한글을 배워야 하냐?"며 성을 내는 거예요. 그렇게 자주 화를 내니까 센터에서 불편해하더라고요. 다른 사람들에게 방해가 된다고 몇 번 퇴짜도 맞았어요. 그래서 적응하는 데 꽤 시간이 걸렸어요.

처음에는 주간보호센터에 가서도 설움을 몇 번 받았죠. 안사람이 다른 사람보다 번잡했던 모양이더라고요. 센터 사람들이 소변을 자주 보러 간다며 힘들어했는데, 알고 보니까 안사람은 마음이 초조해서 자꾸 바깥으로 나가려고 했던 거죠. 그래도 지금은 많이 적응했어요. 치매센터에 가면 남보다 꽃도 잘 만들고 다른 프로그램도 잘 따라 해요. 옛날에 비해 아주 좋아진 편입니다.

주간보호센터 프로그램이
치매 진행을 늦추는 데 도움이 되는 것 같아요

저는 아버님을 직접 센터에서 모시고 오는 경우가 많아요. 센터에서 집까지 모셔다 주기 때문에 시간을 맞춰 마중을 나가야 하는데, 가끔 시간을 맞추지 못할 때가 있어요. 그럴 때는 제가 직접 센터에 가서 아버님을 모셔오는 거죠. 1주일에 한두 번씩 센터에 가다 보니 자연스럽게 그곳에서 운영하는 프로그램을 볼 기회가 많았어요.

주로 종이접기나 노래 부르기, 공작 같은 것을 하더라고요. 운동 프로그램도 있어요. 헬스도 하고 손 운동 같은 것도 해요. 리본을 가지고 하는 운동인데, 손가락을 주로 쓰게 하는 운동 같아요.

처음에는 그런 프로그램을 보면서 '저게 무슨 효과가 있을까?' 의심스러웠는데, 최근 가족 모임에서 만난 분들 얘기를 들으니까 종이접기와 노래 부르기가 치매 진행을 많이 늦춘다고 하더라고요. 가족들만 그렇게 느끼는 게 아니라 병원에서도 아버지의 진행이 남보다 늦다고 얘기해요. 그런 이야기를 들으니까 주간보호센터 프로그램이 좋다는 생각이 들어요.

일을 해야 하는데 잠을 못 자니 점점 돌보기가 어려워요

잠자리에 누우면 엄마가 3분마다 한 번꼴로 제 이름을 불러요. 몸을 일으켜달라고 부르는 거죠. 하도 자주 깨우는 바람에 혼자서도 일어날 수 있도록 끈을 만들어드렸어요. 다행히 한동안은 매달아 놓은 끈을 잡고 일어나시더니, 조금 지나니까 다시 3분마다 한 번씩 저를 부르시네요.

그러다 보니 밤새 한숨도 못 자는 상황이 계속되었어요. 제가 장사를 하기 때문에 집에만 있을 수 없는 형편이거든요. 할 수 없이 마침 방학 중이던 어린 아들한테 "할머니 이거 챙겨드리고, 엄마가 해놓은 요거는 점심때 드려." 하는 식으로 부탁하고 일을 하러 나올 수밖에 없었습니다.

　이렇게 겨우겨우 버티고 살았는데, 엄마 상태가 심각해지면서 제가 잠을 못 자는 상황에 이르니까 정말 힘드네요. 모시고 다닐 수도 없고, 일을 해야 먹고사는데 엄마한테 뺏기는 시간은 너무 많고……. 계속 이렇게 모시는 건 정말 힘들 것 같아요.

환자는 잊으면 그만이지만
보호자의 스트레스는 말도 못해요

치매 환자인 아버님도 안됐지만 어머님이 받는 고통에 비하면 반도 못 쫓아가는 것 같아요. 물론 아버님도 스트레스를 받죠. 얘기를 하다 보면 본의 아니게 보호자가 자존심을 건드리기도 하고, 당신이 하고 싶어 하는 일을 못하게 하고……. 게다가 왜 그렇게 말리는지 이해가 안 되니까 더 스트레스를 받겠죠. 하지만 보호자인 어머니가 받는 스트레스에는 비할 바가 아닙니다. 제가 보기에 어머님 스트레스가 100이면 아버님 스트레스는 20도 채 안 되는 것 같아요. 환자는 돌아서면 잊어버리니까 스트레스를 담아두거나 쌓아두지는 않잖아요. 하지만 보호자는 스트레스가 쌓이니까 문제예요. 그래서 결국은 간호를 대신할 사람이 꼭 필요하더라고요.

04 요양시설을 이용하는 사람들

가족 중에 치매 환자가 생기고, 증상이 심화되면 더 이상 가정에서 돌볼 수 없는 상황에 다다를 수 있습니다. 다행히 과거에 비해 사회적으로 치매 환자를 위한 시설이 증가하고 있어 환자를 돌볼 수 있는 선택의 폭이 넓어졌습니다. 가정에서 돌보기 어려운 경우 요양시설에 환자를 위탁할 수도 있습니다.

치매 환자를 요양시설에 위탁하는 배경은 각 가정이 처한 상황에 따라서 각기 다른데, 가족을 시설로 떠나보내기 전에 겪는 심리적 고통과 어려움을 감내하면서도 요양시설에 위탁하기로 결정하는 이유는 크게 두 가지입니다. 국가 지원으로 경제적 부담을 줄일 수 있고, 요양시설의 간병 시스템과 관리 노하우가 환자에게 더 도움이 된다고 생각하기 때문입니다.

- ☐ 진행이 심화되어 요양시설을 이용하게 되었다.
- ☐ 일을 하거나 직장에 나가야 해서 요양시설을 선택할 수밖에 없었다.
- ☐ 국가의 지원으로 경제적 부담을 줄일 수 있다.
- ☐ 요양시설의 간병 시스템이나 관리가 환자에게 더 도움이 된다.
- ☐ 요양시설에 환자를 위탁한 뒤 더 열심히 환자를 찾아보게 된다.

오빠가 엄마를 감당 못하겠다고 해서 요양원에 모셨어요

오빠와 올케가 저와 의논도 하지 않고 다른 분들과 상의해서 엄마를 요양원에 모셨습니다. "엄마 증상이 너무 심해서 도저히 감당을 못하겠다. 요양원에 모셔야 되겠다."며 충청도에 있는 어느 요양원에 엄마를 모신 거죠. 저는 올케를 탓할 수가 없어요. 자식도 못 알아볼 정도라면, 딸인 저도 모시기 힘든 게 사실이니까요. 어쩔 수 없는 일이라 생각하고 올케와 함께 요양시설을 둘러본 후 그중 깔끔하고 괜찮은 곳에 엄마를 모셨습니다.

농사철에 어머니를 돌볼 사람이 없어서 요양병원에 모셨어요

시골에 아버지, 어머니 두 분만 계셨어요. 다른 때는 그럭저럭 아버지가 어머니를 돌봤지만 여름 농사철에는 너무 바쁘니까 아버지가 계속 돌볼 수가 없잖아요. 그래서 여름 한철, 바쁠 때 1개월 정도 어머니를 요양병원에 모셨습니다.

요양병원에 가실 때는 상태가 그렇게 나쁘지 않았어요. 움직이는 건 좀 힘들었지만 정신이나 말하는 건 괜찮았죠. 그래서 1개월만 요양병원에 모셨다가 다시 집으로 모시려고 했는데, 요양병원에 있는 사이에 더 나빠지신 거예요. 무엇보다 정신을 자주 놓으셨어요.

최악의 상황은 잘 움직이지 못하고 감각이 없어지면서 대소변을 못 가리게 된 거였어요. 스스로 변이 마려운 것을 알 때도 있고 모를 때도 있는데, 그걸 느꼈다 하더라도 몸이 불편하니까 화장실까지 가는 그 짧은 동안에 실수를 하시곤 했죠. 그렇게 되니까 더 이상 아버지가 감당하지 못하게 된 거예요. 아버지 연세가 일흔여덟인데, 한계가 있는 건 당연하죠. 그래서 어머니를 잠깐 집에 모셨다가 결국 다시 요양병원으로 모셨습니다.

직장생활 때문에 요양병원에 모실 수밖에 없었어요

제 마음은 직장을 그만두고라도 엄마를 직접 모시고 싶었어요. 남편도 그러라고 했고요. 하지만 제가 꼭 일을 해야 하는 형편이라 요양병원에 모실 수밖에 없었어요.

엄마는 오랫동안 교회를 다녀 신앙심이 아주 깊어요. 그래서 되도록 교회재단에서 운영하는 요양병원을 찾았죠. 그렇게 찾은 게 기장 일광에 있는 병원인데, 괜찮았어요. 유치원을 개조해서 만든 곳이라 시설이 썩 좋지는 않았지만 전체적인 느낌이 좋았어요. 특히 우리가 기초수급자였기 때문에 돈을 안 내도 되는 곳으로 모신 거죠. 지금은 어머니만 기초수급자로 올라 있고, 우리는 돈을 벌기 때문에 기초수급자가 아니지만 부담해야 하는 돈이 많지 않아 괜찮아요.

요양원은 나라에서 지원을 많이 해줘 경제적인 부담이 적어요

요양원은 일단 나라에서 지원을 많이 해주잖아요. 간병인도 나라에서 지원해주고요. 그렇지만 사설 요양원은 병원비는 적지만 간병비는 별도로 내야 하더라고요. 그나마 1:1 간병은 안 해도 되니까 경제적 부담이 조금 덜하긴 해요.

지금 엄마가 계신 곳은 두 번째 요양병원인데, 처음 1개월가량 계셨던 곳은 요양사들이 거의 다 중국인이더라고요. 물론 간병은 잘했어요. 지금 계신 곳은 옛날에 병원이었던 곳을 개조해서 그런지 시설 자체가 그다지 좋진 않아요. 하지만 간병인들이 다 한국 사람들이고 책임의식이 매우 강해요. 교육을 잘 받은 분들 같아요. 중국인, 한국인 구분하는 건 아니지만 요양사가 한국인들이라 더 믿음이 가요. 솔직히 엄마를 요양원에 보내놓고 마음이 무척 불안했는데 지금 병원은 많이 안심이 되네요. 간병인들이 잘해주시는 게 눈에 보이니까 마음이 놓이더라고요.

부족해 보이는 요양원 식사도
환자를 겪어본 입장에서는 이해가 됩니다

요양원에서는 반찬 서너 가지에 밥과 국을 주고, 식사량도 정해져 있어요. 식사가 부실하거나 양이 적다고 생각할 수도 있지만, 요양원에 가보면 그렇게 주는 게 이해가 됩니다. 필요 이상으로 많이 먹으면 정말 변을 많이 보니까 적게 먹이는 게 이해가 되더라고요. 집에 모시고 왔다가 과식을 하거나 병이 나서 돌아가시면 그것도 곤란하고, 요양원에 먹을 걸 많이 싸가지고 가서 환자에게 먹여도 문제예요.

집에 모시면 오히려 엄마가
더 힘들 수도 있다고 생각했어요

우리 집안에는 아들이 없으니까 '엄마는 내가 끝까지 책임지겠다.' 하면서 직접 모시고 살 생각을 했어요. 엄마를 다른 곳에 모신다는 생각은 전혀 못했죠. 그런데 문득 제가 엄마를 모시고 사는 일이 엄마한테 더 힘들 수도 있겠다는 생각이 드는 거예요. 그래서 "엄마, 일단 한번 가보고 결정해요." 해서 요양원에 모시고 갔어요. 그리고 생각보다 나쁘지 않은 것 같아서 그곳에 모신 거죠.

　엄마를 요양원에 모신 뒤 주변에서 별소리를 다 들었어요. 심지어는 "걔, 뭐 기도 열심히 하고 착한 척하더니 제 엄마를 고려장 지냈다더라." 이런 말까지 들었어요. 그런 말을 들으니 마음이 참 그렇더라고요. '아, 세상 사람들이 이렇게도 생각하는구나. 내가 지금 엄마를 고려장을 치른 건가?'라는 생각 때문에 힘들었어요. 하지만 그 당시 저로서는 아주 절박했어요. '엄마도 살리고 우리 가족도 살리는 길이 뭘까?', '엄마를 위해서 해드릴 수 있는 게 뭘까?' 많이 고민하고 내린 결정이에요.

사실 엄마랑 같이 사는 건 쉽지 않았어요. 늘 생기가 없으니까 온 집안 기운이 뚝 떨어져 다들 무기력해졌거든요. 아버지가 돌아가시고 나서 엄마 상태가 더 심해졌어요. 멍하니 앉아 계시는 일이 많고, 정신을 잃은 적도 있었죠. 그래서 결국 고민 끝에 엄마도 살리고 우리 가족도 살려면 요양원에 모시는 길밖에 없다는 결론을 내린 거예요.

엄마랑 함께 있을 수 없다는 최종 결정을 내렸어요

"난 엄마가 편해지길 바라는데, 내가 너무 바쁘니까 이런 딸 보면 안쓰럽지?", "응.", "안 보면 편하겠지?" 이렇게 말씀드렸어요. 또 "솔직하게 얘기해봐, 엄마. 엄마, 나 도와주고 싶은데 못하시지?" 그랬더니 "나 그거 너무 힘들어." 이러시는 거예요. "마음은 내 딸 살림을 해주고 싶거든. 근데 못하겠어. 생각도 안 나, 애." 그리고 하나하나 물어보시는 거예요. "쌀 씻었어. 그 다음은 뭐 할까? 다음엔 어떻게 해야 하니?"

저랑 부엌에 같이 서 계시면서도 계속 물으시더라고요. 그래서 "엄마 내 입이 더 피곤하다. 앉아 계셔." 그러면 "그냥 앉아 있으려면 불편하네." 그러면서 "그런 데(시설) 한번 알아봐봐." 그러시는 거예요.

사실 어떻게 보면 제가 유도한 것일 수도 있어요. '지금은 엄마랑 같이 지낼 수 없는 상황이다.'라는 최종 결정을 내렸기 때문에 엄마 스스로 요양병원에 가겠다고 하시도록 유도한 면이 있거든요. 엄마가 요양원을 알아보라면서 "가능하면 천주교에서 하는 거면 좋겠어." 이렇게 얘기하시더라고요.

처음에는 서울에 모실까 했는데, 서울은 비용이 너무 비싸서 엄두가 안 났어요. 그래서 경제적 부담이나 우리 집과의 거리 등을 고려해서 적당한 곳을 찾았는데, 다행히 천주교에서 운영하는 곳이 있었습니다. 엄마에게 말씀드렸더니 가겠다고 하면서 좋아하셨어요.

죄책감으로 힘들었고, 엄마랑 떨어지는 게 너무 괴로웠어요

엄마는 생각보다 빨리 요양원에 적응하셨어요. 그런데 그 적응이 '본인 안으로 들어가버리신 게 아닌가?' 하는 생각이 들어요. 엄마를 요양원에 모실 때 저는 죄책감이 들어 힘들고 엄마랑 떨어지는 것도 너무 괴로웠는데, 엄마는 한편으로 홀가분해하시는 것 같은 느낌이 들었습니다. '그래, 지금은 다른 것 생각하지 말고 일단 엄마하고 우리 가족이 모두 살 수 있는 길을 찾자.'라는 생각만 했어요.

다행히 엄마는 생각보다 좋아하셨어요. 제가 전화를 드릴 때마다 "이런 곳을 어떻게 알았니? 나는 세상에 이런 천국이 있다는 걸 처음 알았다. 나는 항상 주님께 내 딸한테 이런 데를 알려줘서 고맙다고 기도한단다."라고 하세요. 그냥 하는 말이 아니라 정말 그런 느낌으로 얘기하시는 것 같아요.

시설에 모시고 나서
오히려 더 열심히 찾아갔어요

시설에 모시고 나서 오히려 더 열심히 다녔어요. '어머니한테 최선을 다한다.' 생각하고 매일매일 들여다봤거든요. 그렇게 매일 찾아가니까 간병인이 제 편의를 봐주더라고요. 제가 장사를 하기 때문에 낮에는 갈 수가 없고 밤늦은 시간에 들를 수밖에 없는데, 그 시간에 어머니를 볼 수 있도록 허락을 해준 거죠. 원래 9시가 넘으면 면회가 되지 않는데, 제가 매일 찾아가고, 간병인하고도 대화를 많이 하니까 좋게 봐주신 것 같아요. 간병인도 우리 엄마를 돌봐주는 사람이니까 갈 때마다 "정말 수고가 많으시다.", "저 대신 이렇게 수고를 해주셔서 너무 감사하다."고 항상 얘기했지요. 저의 그런 모습을 보고 제 진심을 느꼈는지도 몰라요. 저처럼 매일 찾아오는 사람은 없다고 하더라고요.

치매 전문가의 FAQ

중증 치매 환자에게 병원은 어떤 곳인가요?

치매 증상이 악화되면 '이미 나빠질 대로 나빠졌는데 꼭 병원 치료가 필요할까?'라고 생각하기 쉽습니다. 하지만 그렇지 않습니다. 약물 치료를 통해 인지기능이 더 나빠지지 않도록 하고, 예후를 개선할 수 있습니다. 또 여러 가지 정신행동 증상도 적절한 약물 치료로 완화시킬 수 있고요.

약물 치료가 아니더라도 이상한 행동을 하는 원인을 찾아 해결해주면 증상이 개선되기도 합니다. 예를 들어 치매 환자가 소리를 지르는 것은 정신이 이상해져서가 아니라 단순히 몸이 아파서 그런 것일 수도 있습니다. 따라서 아픈 원인을 해결해주면 더 이상 소리는 지르지 않겠죠?

치매 환자들 중에는 벽에 똥칠을 해서 주변 사람들을 당황하게 하는 환자가 많습니다. 그런 경우에도 무조건 치매 때문이라고 단정 짓기 전에 원인을 먼저 생각해보아야 합니다. 변비가 심해서 그럴 수도 있기 때문입니다. 대변이 많이 차 있으면서 항문이 불편하잖아요. 그런데 치매 환자는 판단이 좀 흐려져 있으니까 불편한 항문에 자꾸 손이 가죠. 그리고 자꾸 만지다 보니까 똥이 묻었는데, 그걸 어떻게 처리해야 하는지 잘 모르니까 주변에 있는 이불이나 벽, 아무 데나 바르게 되는 것입니다. 이런 경우에는 약을 쓰지 않고 관장을 해서 변비만 해결해드려도 깨끗하게 그런 행동이 없어집니다.

그러니까 중증 치매라도 섣불리 치료를 포기해서는 안 됩니다. 그냥 막연하게 '더 이상 해결이 되겠어? 벌써 벽에 똥칠을 할 정도면 이건 뭐 중증 치매인데, 치료가 되겠어? 에이 포기해야지!' 그러면서 '요양시설로 보내야겠다.' 이렇게 생각하는 경우가 많은데, 사실은 생각보다 치매도 치료 가능성이 큽니다. 치매에 대해서 잘 이해하고 있는 전문가들을 통해 관리와 치료를 잘 받으면 100퍼센트는 아니어도 개선될 여지는 상당히 많습니다.

05 환자의 증상에 보호자가 대처하는 방법들

치매는 다른 어떤 질병보다 환자를 직접 간병하는 보호자의 정신적·육체적 어려움이 많이 따릅니다. 환자의 돌발적인 행동에 순간적으로 대처해야 하는 보호자로서는 매 순간이 당혹스러울 수밖에 없습니다.

오랜 시간 환자를 돌보면서 터득한 보호자 나름의 대처 방법과 경험은 동일한 상황에서 대처해 나가야 할 또 다른 보호자들에게 소중한 도움이 될 것입니다.

치매 환자를 직접 돌보는 보호자들은 기본적으로 환자의 입장에서 생활한다는 마음가짐이 중요합니다. 환자의 입장에서, 환자에게서 증상이 나타나는 그 순간에 인내심을 갖고 대처한 경험들은 다른 보호자들에게 큰 도움이 됩니다.

다음에 소개하는 것은 당황스러운 환자의 돌발적인 행동에 대한 보호자들의 다양한 대처법입니다.

- ☐ 환자의 인지기능 저하를 막기 위해 환자의 이름을 쓰게 하거나 그림을 그리게 한다.
- ☐ 환자가 할 수 있는 집안일을 하도록 유도한다.
- ☐ 석양증후군 환자는 신체적 에너지를 소모할 수 있도록 뒤따르며 돌보는 것이 좋다.
- ☐ 배회 증상으로 길을 잃어버릴 것에 대비해 인식표를 달아준다.
- ☐ 주변 사람들에게 적극적으로 환자임을 알린다.
- ☐ 변비 같은 환자의 신체적 고충을 적극적으로 해결해준다.
- ☐ 보호자가 어떻게 돌보느냐에 따라 진행 속도가 달라질 수 있다.

환자와 같은 처지에서, 환자의 입장에서 살아야 해요

처음에는 막 화도 내고 짜증도 냈어요. 하지만 지금은 나와 같은 일을 처음 겪는 사람들한테 이렇게 얘기해줍니다.

"환자이기 때문에 그런 거지 절대로 본마음이 아니니까 그 순간을 피하세요. 바로 그 순간을!"

환자가 보호자를 힘들게 할 때는 일단 그 순간을 피하는 것이 좋아요. 예를 들면 밥을 잘 안 먹으려고 하면 밥 먹는 걸 중단시키고 바깥으로 데리고 나가는 거죠. 그러면 금방 잊어버려요. 자기가 뭘 하려고 했는지, 뭘 하지 않으려고 했는지 잊는 거죠. 그래서 동네를 한 바퀴 돌고 와서 다시 밥상을 차려주면 그때는 또 맛있게 먹어요. 자동차를 안 타려고 할 때도 억지로 태우면 안 돼요. 환자 입장에서는 '나를 어디 가서 내다 버리고 오려고 그런다.'고 생각하고 안 타려고 하는 거거든요. 그때 억지로 태우려다 보면 환자가 다치는 사고가 날 수도 있어요. 그럴 때는 손을 잡고 동네를 한 바퀴 쓱 돌아요. 그러고 난 뒤 문을 열어주면 언제 그랬느냐는 듯이 톡, 차에 탑니다.

저는 보호자가 환자와 같은 처지에서 살아야 한다고 봐요. 환자 입장에서 사는 거죠. 예를 들어 똥이나 오줌을 눌 때가 됐는데 안 누면 앉혀놓고 억지로 누이려고들 하잖아요? 그러면 안 돼요. 좀 여유를 가지고 수돗물을 조금 틀어놓으면 신경이 자극을 받아서 쏴~ 오줌을 누게 되거든요.

인지기능장애는 낡은 레코드판과 같아요

치매 환자가 힘든 이유는 대부분 인지기능장애 때문이에요. 다 잊어버려서, 생각 자체를 잊어버려서 힘든 것 같아요. 보통 환자들에게 "제가 누군지 아세요?" 같은 질문을 수시로 하잖아요. 엄마한테 "제가 누구예요?"라고 물으면 어떨 때는 "막내."라고 제대로 대답하고, 어떨 때는 엉뚱한 말을 해요. "엄마 이름이 어떻게 되세요?" 이렇게 물으면 어떨 때는 제 이름을 얘기하기도 하죠. 이렇게 인지기능에 장애가 있다는 걸 생각해보면, 시험을 치르는 것도 아닌데 뭔가 꼭 묻고 맞혀야 하는 것은 아니라는 생각이 들어요.

저는 인지기능장애가 낡은 레코드판과 비슷하다는 생각이 들어요. 레코드판을 오래 돌리다 보면 막 긁히고 낡아서 어느 자리에서는 계속 같은 소리가 반복될 수도 있고, 어떤 자리에서 딱 멈춰 서기도 하잖아요. 우리의 뇌도 그런 것 같아요. 어느 순간에 딱 정지돼버리기도 하고, 낡은 레코드판처럼 같은 말이나 행동을 계속 반복하기도 하는 거죠.

엄마가 식사를 하다 말고 숟가락을 계속 젓고 있을 때가 있어요. 그러면 저는 그게 보이거든요. '아, 지금 생각이 막혔구나. 숟가락을 들어 올려서 입에 넣어야 하는데 생각이, 뇌가 막혀서 휘젓기만 하는구나.'라는 생각이 드는 거죠. 그럴 때 "엄마, 푹." 한마디 해주면 푹 떠서 드세요. 그러다 또 숟가락을 젓고 계시면 또 한마디를 해요. "엄마, 엄마 푹." 그러면 다시 숟가락으로 밥을 푹 뜨고, "아." 그래요.

그러다 보니 식사 시간이 길어지기는 해요. 하지만 전쟁이 나서 빨리 도망가야 할 것도 아닌데 길어지면 어때요? 그렇게 받아들이니까 환자를 대하는 데 한결 여유가 생기더군요. 인지기능장애는 낡은 레코드판이라는 생각을 언니한테도 얘기했는데, 언니도 그 말이 굉장히 마음에 와 닿았나 봐요. 그래서 언니도 어머니가 이상 행동을 보이실 때마다 그 생각을 떠올린대요. '아, 엄마 생각이 저기서 멈췄구나.' 하고 말이죠. 그러면서 언니도 저처럼 엄마의 멈춘 생각을 다시 돌아가게 한다고 해요.

　엄마를 보면 어떨 땐 속이 상하기도 하지만 받아들이려고 노력해요. 치매는 노화 과정에서 당연히 걸릴 수 있는 병이라고 생각하니까요.

▎지금 순간만 넘기면 된다 생각하고 넘어가야 해요

시행착오도 많았지만 계속 새로운 시도를 했어요. 예를 들어 환자가 이상 증상을 보일 때마다 저는 '지금 이 순간만 넘기면 된다. 이 순간만 넘어가면 된다. 저 사람이 지금 욕을 하는 것은 환각 증세 때문에 엉뚱한 게 보여서 그런 거니까 지금만 넘어가면 된다.'고 생각해요.

　그리고 환자의 마음을 돌리기 위해 자식들의 추억이 어린 물건이나 환자가 좋아했던 사진 등을 보여주면서 얘기를 시켜요. "밝은 데 가서 좀 자세히 보자." 그러면서 데리고 나오기도 하고요. 그렇게 그 순간만 넘기면, 시간이 조금만 지나면 환자는 금방 잊어버려요. 그게 그 사람들의 특징이니까. 그걸 모르고 환자를 적대적으로 대하니까 환자의 병도 안 낫고, 간병하는 사람도 몸과 마음을 다치는 거예요.

야단치는 건
별 도움이 안 돼요

치매 환자한테는 '안 돼.'라는 게 없어요. 무조건 하는 거죠. 나도 처음에는 막 야단을 쳤어요. 하지만 지금은 환자 가족 모임에서 들은 얘기도 있고, 직접 환자를 겪으면서 야단쳐도 소용없다는 걸 알게 되었죠.

　처음에는 전혀 경험이 없었기 때문에 환자가 심하게 나대서 감당하기 힘들 때면 나도 같이 막 성질을 부리고 그랬어요. 어떨 때는 너무 감당하기가 힘들어 "이렇게 살 바에야 차라리 죽어버리자. 창문에서 뛰어내려 같이 죽어버리자."라고 하면서 일부러 위협적으로 창문으로 끌고 가기도 했죠. 그러면 왜 죽느냐고 그래요. 안 죽는다고 막 달아나요.

　그렇게 심하게 난리를 치고 도망을 갔다가도 조금 있으면 언제 그랬냐는 듯 아무렇지도 않아요. 환자 가족 모임에 나가보니 모두 내가 겪은 것과 비슷한 얘기를 하더라고요. 진작 이런 모임에 나가서 얘기를 들었다면 환자를 윽박지르지 않고 좀 더 잘해줄 수도 있었을 텐데, 하는 후회가 돼요. 알아듣지도 못하는 사람을 정상인 취급하면서 마구 화를 냈으니, 지금 생각해보면 나도 참 어설펐어요.

손을 안 쓰면 자꾸 무뎌지니까
색칠공부를 시키거나 이름을 쓰게 해요

서너 살 정도 되는 애들이 갖고 노는 도구 많잖아요. 찍찍이나 과일 모형 같은. 예전에 놀이방에서 일한 경험에 비춰보면 그런 것들이 많은 도움이 될 것 같더라고요. 큰 서점에서 서너 살 수준의 애들을 위한 색칠공부 책을 사서 칠하게 하거나 이름을 쓰게 했어요. 손을 안 쓰면 자꾸 무뎌지니까 아이들처럼 손으로 할 수 있는 간단한 놀이를 많이 하도록 했죠.

빨래 개기나 파 다듬기를
일부러 시켜요

우리 엄마는 뭔가를 하려는 의욕은 있는 것 같아요. 몸이 안 따라줘서 좀 그렇지만……. 방청소를 싹 하고 난 뒤 빨래를 방에다 늘어놓으면 엄마가 빨래를 개곤 해요. 그건 안 잊어먹은 것 같아요. 그리고 콩나물이나 파 같은 채소 다듬는 건 일부러 엄마를 시켜요. 그렇게 앉아서 채소를 다듬는 모습을 보면서 '아, 잊어버리지는 않았구나.' 하고 안도하기도 하죠.

저는 엄마의 행동을 보면서 치매 진행 정도를 체크하는 편이에요. 예를 들어 뜨거운 걸 주었을 때 '뜨겁다.'라는 반응을 보이면 그걸 잊지 않은 거잖아요. 뜨거운 커피 같은 걸 주면 엄마가 거부해요. 그러면 "엄마, 뜨거워?"라고 물어보죠. 그렇다고 하면 식혀서 드리고요.

석양증후군은 에너지를
소모하도록 해드리는 게 좋아요

석양증후군이 있을 때는 억지로 말리는 것보다 에너지를 소모하도록 해드리는 게 좋더라고요. 엄마가 밖에 나가려고 하실 때는 몇 번 말려보다 안 통하면 제가 모시고 나가요. 그러고는 엄마가 빨리 에너지를 소모하도록 혼자 다니시게 해요. 저는 조금 떨어져서 뒤따라가죠. 어떨 때는 엘리베이터 문이 안 열린다고 짜증을 내기도 하지만 그렇게 아파트를 한 바퀴 돌고 나면 좀 지친 상태가 돼요. 그때 제가 나타나서 "엄마, 춥지? 빨리 집에 가야겠지?" 그러면 "그래, 가야겠다." 하시며 선선히 따라오세요. 집에 돌아오면 피곤해서 그런지 잘 주무시고요.

인식표보다 주변 분들한테
먼저 알리는 게 더 중요하더라고요

가족 가운데 치매 환자가 있을 경우 그 사실을 숨기는 분들도 있지만 우리 집은 '널리 알리자.' 주의입니다. 특히 우리 아버님의 상태를 널리 알리는 게 1순위였어요. 먼저 아버님 형제분들께 알리고, 그 다음에는 이웃과 어머님 친구 같은 주변 분들에게 알렸어요. 그리고 아버님이 자주 가시던 이발소, 경비실, 동네 슈퍼, 요구르트 아줌마 등등 동네의 주요 길목에 있는 분들에게도 아버님이 치매인 것을 알렸어요. 이게 소소한 것 같지만 아주 중요해요.

물건을 그냥 놔두면 잃어버리기 쉽잖아요. 그런데 물건을 놔두고 가면서 주변에 있는 사람에게 "이것 좀 봐주세요."라고 하면 어느 정도 물건을 봐주죠. 환자도 비슷해요. 아버님이 치매라는 걸 알려놓으니까 여러 가지 제보가 들어오더라고요.

예를 들어 "아버님 지금 붙잡고 있을 테니까 어서 와서 확인하세요."라는 제보가 들어와요. 그런 주변 분들의 제보 덕분에 아버님을 잃어버릴 뻔했을 때도 금방 찾을 수 있었어요. 환자를 잃어버리지 않기 위해 인식표나 GPS 장치를 이용하기도 하지만, 제 경험으로는 무엇보다 주변 분들한테 먼저 알리는 게 중요하더라고요.

설득할 단계를 넘어선 치매 환자는 교차로에서 항상 붙잡고 있어야 해요

치매 환자도 어느 정도 설득할 수 있는 단계가 있어요. 이 정도 단계는 그래도 괜찮은데, 그 단계를 넘어서면 심각해지는 거죠. 보통 사람은 신호등이 파란불로 바뀔 때까지 기다리지만 치매 환자는 그게 안 되거든요. '나는 지금 빨리 가고 싶은데 신호등이 나를 막고 있네.'라고 생각하나 봐요. 차가 오든 안 오든 언제든지 갈 태세예요. 이런 경우에는 설득이 안 돼요.

그럴 때는 "아버님, 차가 언제 올지 모르니까 기다렸다 갑시다."라고 해도 소용없어요. "왜 안 돼? 차도 안 오는데. 가자!"라고 하거든요. 그래서 아버님을 붙들고 딴 얘기로 주의를 환기시키는 수밖에 없어요.

환자가 자꾸 길을 건너겠다고 할 때, 보호자가 컨디션이 좋으면 즐겁게 "아버님, 저기 한번 보세요. 여기도 보세요." 하면서 주의를 딴 데로 잘 돌리는데, 보호자가 스트레스를 많이 받은 경우에는 "아, 좀 가만히 계세요." 이렇게 대꾸하게 됩니다. 그럼 그때부터 사달이 나는 거예요, "내가 건너가겠다는데 너는 왜 그러냐?" 하면서 난리가 나는 거죠.

치매약 때문인지 변비가 와서 유산균 처방을 받아 먹였더니 나아지셨어요

엄마는 치매약을 드시면 잠을 많이 주무시고 변비가 생겨요. 치매약에 수면제 성분이 들어 있어서 그런가 봐요. 치매약을 먹으면 잠을 많이 주무시는 건 알았는데, 변비도 생기는 줄은 몰랐죠. 치매약을 드신 지는 꽤 오래되었는데, 의사 선생님께 얘기를 안 해서 엄마가 오랫동안 변비로 고생하셨어요. 나중에 변비가 치매약 때문이란 걸 깨닫고 유산균 처방을 받아 드시게 했더니 그때부터 변을 잘 보시더라고요.

집사람 밥을 챙길 때는 철저하게 건강에 좋은 식단으로 준비해요

중요한 것은 음식입니다. 식사는 모두 유기농으로 준비하고 뇌와 장, 간에 좋다는 음식을 여러 가지 조합해서 주고 있어요. 그러니까 눈동자가 초롱초롱해지고 피부가 깨끗해졌습니다.

무엇보다 놀라운 것은 36~37킬로그램까지 떨어졌던 집사람의 몸무게가 이제 50킬로그램이 넘을 정도가 되었다는 사실입니다. 1개월에 1킬로그램씩 살을 찌웠죠. 치매 환자는 몸무게가 줄어들면 곧바로 나빠지거든요. 신경 써서 식사를 챙겨주니까 몸무게도 정상을 되찾고, 눈동자가 초롱초롱해졌어요.

가끔 "그렇다면 당신 아내가 좋아진 건 무엇 때문이냐?" 이렇게 물어보시는 분들이 있는데, 저도 잘 모르겠어요. 사실 저는 식사에만 신경을 썼지 약은 안 먹였어요. 정상인도 밥을 먹을 때 반찬을 대여섯 가지 함께 먹잖아요. 저도 마찬가지였어요. 다만 집사람 밥을 챙길 때 철저하게 건강에 좋은 식단으로만 준비했죠.

현미와 검은콩, 검은깨를 죽처럼 끓여서 아침저녁으로 먹였어요. 아침에는 과일주스를 곁들이고. 그러고 나니 대소변이 좋아지고, 눈동자가 맑아지면서 피부도 좋아졌어요. 약을 안 먹었는데도 말이죠.

정신행동 증상에는 어떻게 대처해야 하나요?

인지장애와 더불어 치매의 대표적인 증상이 정신행동 증상입니다. 특히 환각이나 망상, 난폭 행동, 수면장애 등은 환자를 돌보는 가족이나 보호자를 가장 힘들게 하는 증상입니다. '우리 어머니가 기억력이 좀 나쁘다.' 또는 '배우자가 계산을 예전보다 잘 못한다.' 이런 정도는 답답하고 안타깝지만 도와주고 이해해주면 같이 사는 데 큰 지장이 없어요. 하지만 정신행동 증상은 참 어렵습니다.

정신행동 증상은 밤에 잠을 안 자고, 소리를 지르거나 가족들을 모두 깨우고 다니고, 배우자가 바람을 피우지 않았나 의심하는 등의 망상적인 증상을 보입니다. 또 주변 사람 눈에는 아무것도 보이지 않는데 "헛것이 보인다."면서 막 뛰어나가기도 합니다. 그게 하루 이틀이 아니고, 몇 년씩 진행되면 가족들은 당연히 매우 힘듭니다.

그래서 정신행동 증상이 1개월, 6개월, 1년 이상 지속되면 "이제 도저히 안 되겠습니다."라며 손을 드는 경우가 많습니다. 그러고는 의사를 찾아와 "이제 시설로 모셔야겠다."며 포기를 선언하죠. 하지만 그런 증상들은 의외로 치료가 잘됩니다.

많은 분이 '치매는 치료가 안 된다. 병원 가면 뭐 하냐.' 이렇게 생각합니다. 특히 '알츠하이머병에 의한 치매는 치료가 잘 안 된다고들 알고 계시지만, 꼭 그렇지는 않습니다. 물론 아직까지 기억력을 원래대로 돌려놓는 치료는 잘 안 되는 게 사실이지만 기억 감퇴를 지연시키는 효과는 분명히 있습니다. 정신행동 증상도 마찬가지로 약을 잘 쓰면 분명히 효과가 있습니다. 약이 아니라도 환자가 왜 그런 행동을 하게 됐는지 조사해서 문제를 일으키는 원인을 잘 조정해주면 가족들과 사는 데 큰 지장이 없도록 개선할 수 있는 가능성이 많습니다.

예쁜 치매라는 게 있습니다. 치매 때문에 예전처럼 인지기능이 좋지는 않지만 그래도 집에서 같이 웃고 정서적인 교류를 하면서 지낼 수 있는 정도의 치매를 예쁜 치매라고 부릅니다. 예쁜 치매 환자로 만드는 건 결코 불가능한 일이 아닙니다. 또한 치매 증상에 따라 기대할 수 있는 치료도 상당히 많습니다.

CHAPTER
03

보호자의 건강과 행복이 중요하다

01 치매 환자 보호자의 가정생활과 가족 관계는 힘들다

치매 환자의 주 보호자는 신체적 건강 악화와 불안감, 좌절, 죄의식, 분노 등의 다양한 육체적·정서적 고통을 겪습니다. 가사노동이나 직장생활, 경우에 따라서는 두 가지를 병행해야 하는 기존 역할에 환자를 돌보는 역할까지 더해지면서 역할 갈등과 역할 과부하 등의 어려움도 경험하게 됩니다. 또 치매 환자의 수발을 맡은 뒤부터 가족 구성원들과 갈등이 발생하기도 하고, 다른 가족 구성원들에 대한 부정적인 감정이 증대되기도 합니다. 환자 보호자들이 호소하는 가족 관계의 어려움은 매우 다양합니다.

☐ 다른 가족 구성원들의 도움을 받지 못했다.
☐ 가족 구성원들의 정서적 지지가 큰 도움이 되었다.
☐ 치매 환자를 돌보면서 가족 간 갈등이 생겼다.

☐ 환자를 돌보면서 부부 관계가 더 좋아졌다.

하루만 봐달라고 하는데도 싫다고 해서 섭섭했어요

서울에 시숙이 살고 있어요. 저는 지방에서 치매에 걸린 시아버님을 모시고 살고요. 어느 날 제가 몸이 아파 서울 병원에서 검사를 받아야 할 일이 생겨 시숙에게 시아버님을 부탁드렸어요. 제가 병원에 가는 날 아침부터 저녁까지만 봐주시면 검사 끝나고 가는 길에 모셔가겠다고 했는데, 싫다고 하시더군요. 시누이들도 마찬가지고.

아버님 증상이 심해져서 기저귀를 채워드려야 하는데, 어떤 자식도 자기 아버지 기저귀 한번 갈아드리지 않더라고요. 며느리 입장에서는 차마 아버님 기저귀를 못 갈아드리겠고. 그러니 요양사하고 남편만 기저귀를 갈아드리는 셈이죠. 평소에는 어쩔 수 없지만, 제가 몸이 아파 병원에 간다고 하루만 봐달라고 하는데도 시댁 식구들이 거절해서 정말 섭섭했어요.

아들 셋에 딸이 넷인데, 막내아들 빼고는 오지도 않고 전화도 안 해요

막내 시동생이 효자예요. 아침저녁으로 찾아와서 병원이든 어디든 환자를 모시고 다녔죠. 맏이인 제 남편이 죽고 아들이 셋 남았는데, 막내가 잘하니까 나머지 두 시숙은 오히려 환자를 등한시하더라고요. 시누도 넷이나 되지만 생신 때나 추석, 설 같은 명절을 제외하면 평소에는 거의 오지도 않고 전화도 없어요.

사실 제 입장에서는 환자를 안 모셔도 되는 거잖아요. 남편은 이미 세상을 떠났고, 멀쩡한 아들 셋에 딸이 넷이나 있으니까 그들이 모시는 게 맞는 거죠. 하지만 저는 큰며느리로 시집을 온 이상 책임을 다하고 싶었어요. 남매를 키우고 있는데, 제 자식들한테 본보기가 되어야 한다는 생각도 했고요. 그런데 나머지 형제들이 그런 제 생각을 너무 안 해주니까 그게 서운해요.

남매들이 의도적으로 나 몰라라 하는 것 같아요

치매 환자를 감당하는 것은 누구나 힘들죠. 하지만 어머니를 보러 내려오는 것조차 힘들어하는 건 좀 아닌 것 같아요. 간혹 내려와도 어떻게 해야 할지를 모르더군요. 치매 환자는 지속적인 관심이 필요한데, 형제들이 지속적으로 관심을 보여줄 상황이 아니라는 건 이해해요. 자기 삶이 힘드니까, 사는 게 빠듯하니까 그럴 수도 있어요. 저희 집은 지방이고 형제들은 다 서울에 사니까 왔다 갔다 하는 것도 부담스럽긴 하겠죠. 어쩌면 어머니한테 눈길을 돌리면 한도 끝도 없으니까 의도적으로 나 몰라라 하는 것 같기도 해요.

하지만 불가능한 걸 도우라는 게 아니에요. 얼마든지 조금씩 분담할 수 있을 텐데, 가끔이라도 찾아와줄 수 있을 텐데, 그러면 최소한 어머니가 덜 외로워하실 텐데, 기본적인 것도 안 하려고 하는 것 같아 안타까워요.

모처럼 어머니를 찾아와도 평소에 별 생각을 하지 않기 때문에 상태를 잘 몰라요. 어머니는 치매뿐만 아니라 다른 질병도 여러 가지 앓고 있는데 다른 형제들은 그저 눈앞에 보이는 상태만 알지 다른 병은 몰라요. 같이 생활해봐야 어떤 병이 있는지, 어느 정도 심각한지 아는 거잖아요. 말도 해보고, 최소한 하룻밤은 자면서 살펴봐야 그걸 알 수 있죠.

어머니가 치매이긴 해도 아직까지는 '엄마'라는 생각이 강해서 자식들 걱정 안 시키려고 해요. 자식들이 어쩌다 와도 "나는 괜찮으니 걱정 말라."고 해요. 자식들이 좀 더 관심을 갖고 자주 어머니를 찾아주었으면 좋겠어요.

가장 가까운 사람들이 먼저 피한다는 생각이 들어요

한자에서 사람 인(人)자는 두 사람이 서로 기대고 있는 모양이잖아요. 그래서 어려울 때 서로 돕고 의지하는 것이 사람인데, 현실적으로는 잘 안 되는 것 같아요. 가족 중에 환자가 있으면 사회 활동도 점점 줄고 관계가 소원해지더라고요. 그러다 보면 가까운 사람은 당사자가 굳이 말을 안 해도 '저 친구가 왜 그러지?' 하다가 결국 상황을 알게 되죠.

보통 치매는 엄청난 돈이 필요하고 시간도 오래 걸리는 난치병이라고 알고 있기 때문에 가까운 사람들이 먼저 멀어진다는 생각이 들어요. 자기들한테 피해가 올 것 같아서 멀어지는 게 아닐까 싶은 거죠.

처가 쪽에 동서만 여섯 명이에요. 그전까지는 비교적 관계가 좋았는데, 우리 집에 치매 환자가 있다는 걸 알고 난 뒤로는 전화 한 통 없네요.

쉬는 날만이라도 가족들이 와서 봐주면 좋겠어요

일요일이나 휴일에 다른 가족들이 집사람을 찾아와줬으면 좋겠어요. 같이 식사를 하거나 말벗을 해주면 얼마나 좋겠어요? 치매 환자인 집사람은 항상 외로워서 그런지 여러 식구가 모이는 걸 아주 좋아해요. 간병인이나 요양사는 아무리 잘해줘도 가족 같지는 않잖아요. 당연한 얘기지만 그분들은 시간만 되면 가려고 하죠. 가끔이라도 가족들이 와서 집사람을 봐주면 저도 마음이 놓이고 참 좋을 텐데…….

고맙게도 애들이 편찮으신 할머니 옆에서 자요

어머니를 집에서 모시는 동안 제가 우울증을 좀 심하게 앓았어요. 그래도 애들 때문에 잘 넘겼네요. 애들이 할머니를 많이 좋아해서 그런지 고맙게도 아픈 할머니 옆에 가서 자요. 솔직히 저는 어머니랑 같이 안 자거든요.

애 둘이 모두 아들인데 할머니가 손자들, 특히 첫손자인 큰애를 엄청 예뻐하셨죠. 제가 늦게 장가를 가서 얻은 손자라 많이 애지중지하셨습니다. 그래서인지 할머니가 정신을 놓고 욕도 하고 소리를 지르는데도 할머니한테 가서 자라고 하면 두 아들이 고분고분 할머니 옆에서 자는 거예요. 그게 그나마 위로가 됐어요. 애들이 할머니가 이상하고 더러워서 싫다고 했으면 시키지도 못했겠죠. 군소리 없이 할머니 옆에서 잔 아이들한테 정말 감사해요.

지금은 어머니 상태가 더욱 안 좋아져서 병원에 모셨어요. 그런데 예전 모습이 거의 없어져서 그런지 요즘은 애들이 할머니한테 안 가려고 해서 무척 안타깝습니다.

집에 계실 때, 어머니는 눈이 안 보이니까 가만히 한자리에만 있었어요. 텔레비전도 제대로 못 봤죠. 귀로만 들으니까 금방 싫증을 내고 일어나 돌아다니려고 하고, 앉혀놓으면 또 금방 일어났어요. 처음에는 일어나서 돌아다닐 때마다 끌어다 앉혔는데 그게 끝도 없더라고요. 그러다 갑자기 화장실에 가고 싶다고 하기도 하고. 번번이 화장실을 모시고 다니기가 힘들 때는 "애들아, 할머니 화장실 모시고 가." 하고 시켰죠. 애들이 그렇게나마 도와줘서 견딜 수 있었어요.

아들이 직장을 그만두고 엄마를 간병하고 있어요

아들이 둘인데, 아이들한테 빚을 많이 졌어요. 우리 아들들이 참 효자입니다. 엄마를 위해 직장을 그만두고 5년째 간병을 하고 있어요. 정말 미안하죠. 20대 후반에 시작했는데, 벌써 30대가 되었네요. 사실 아내 간병은 남편인 제가 해야 하잖아요. 그런데 저와 아들 중 한 명은 돈을 벌어야 하는 상황이라 어린 아들보다는 아빠인 제가 버는 게 낫다고 판단했어요. 그래서 작은아들을 희생시킨 거죠. "미안하지만 네가 희생을 좀 해야겠다."고 하자 아들이 순순히 제 말을 따라주었습니다.

덕분에 저도 이제는 사회 활동을 조금씩 하고 있습니다. 아들이 엄마 간병을 맡기 전에는 인간관계가 다 무너졌거든요. 모임에는 가본 적도 없고, 친구 관계, 직장 동료 관계가 다 깨지더라고요. 참 답답했죠.

다행히 아들과 함께 아내를 돌봐주는 간병인이 정말 천사 같은 분이에요. 사랑이 넘치고 봉사정신이 강한 분인데, 그분이 제 막내아들과 함께 집사람을 5년째 간병하고 있습니다.

외동딸이 저를 참 많이 도와줬어요

어머니는 샤워하는 걸 싫어했어요. 샤워를 시키려고 하면 막 공격적으로 화를 냈어요. 그래서 애를 많이 먹었는데, 무남독녀 외동딸이 많이 도와줬어요. 겨우 중학생이었는데도 말이죠.

딸아이가 "할머니 제가 샤워시켜드릴게요." 하면 "아이, 어제 했는데 또 해?" 하면서도 화를 안 내고 고분고분 들어갔어요. 그래서 중학생 딸, 남들이 말하는 것처럼 정말 곱게 자라야 할 외동딸이 할머니를 보살피는 일을 참 많이 도와줬어요.

그뿐만이 아니죠. 어머니는 이상하게 아이가 시험 볼 때가 되면 더 난리를 쳐서 집 안에 엉망으로 만드는 일이 많았어요. 그때도 딸아이는 할머니가 어지럽힌 집 안을 정리하면서 저한테 그러더라고요. "엄마, 할머니가 혹시 넘어져 다치면 엄마가 고생하잖아. 엄마 감정 추스르고 이제 빠져요."라고요. 그러고는 할머니 때문에 화가 난 저를 진정시키려고 "엄마, 호수 한 바퀴 돌고 오세요." 라며 저를 밖으로 내보냈죠. 시험 기간이었는데도 자기가 뒷수습을 다 한 거예요. 딸아이가 정말 대견하고 고마워요.

남편이 치매 환자를 돌보는 아내를 이해해야 합니다

치매 환자를 돌볼 때는 환자를 보살피는 것도 중요하지만 '내'가 가장 행복할 수 있는 방법이 뭔가도 생각해야 합니다. 그래서 치매 환자를 돌보는 아내가 불편해하면, 남편은 일단 부인을 이해해줘야 해요. 그래서 저는 행복해요. 남편이 저를 이해해주니까요. 아이들도 늘 같이 웃으면서 지낼 수 있어서 좋아요. 그런 가족들 덕분에 저는 어머니를 돌보면서도 행복할 수 있어요.

남편이 퇴근하면 애들하고
밥해 먹고 설거지도 하면서 도와줬어요

친정엄마를 직접 모시지는 못했지만 자주 가서 돌봐드리곤 했어요. 그러다 보니 집에 늦게 오는 날이 많았는데, 다행히 남편은 내가 친정엄마를 돌보는 걸 당연하게 받아들여줬어요. 그뿐만 아니라 저를 대신해서 애들하고 같이 밥을 해 먹고 설거지도 다 해놓고 그랬죠. 남편과 애들이 나를 이해해주지 않았다면 엄마를 돌보기가 어려웠을 텐데, 남편이 많이 도와준 덕에 엄마한테 집중할 수 있었어요.

엄마를 돌보고 집으로 돌아와서 "엄마 상황이 이렇더라." 얘기하면 남편이 함께 걱정해주었어요. 사위인 자기는 자주 못 들여다보더라도 제가 자주 찾아뵙는 걸 격려해주었죠. 그래서 육체적으로는 힘이 많이 들었지만 그다지 힘든 줄 몰랐던 것 같아요.

남편과 아이들이 할머니의
이상한 행동을 보고 웃으니까 편안해하세요

친정엄마가 치매라는 것을 알고 난 뒤 '엄마가 왜 치매에 걸렸을까?'를 자꾸 생각하게 되더라고요. '멀쩡하시던 분에게 왜 치매가 왔을까? 10년 사이에 대체 엄마한테 무슨 일이 일어난 걸까? 어떤 고통을 받았기에 치매에 걸리셨을까?' 등등 정말 많은 생각을 했습니다. 그런 생각이 자꾸 드니까 마음이 정말 아팠어요. 그리고 부모가 치매면 자식도 치매일 확률이 높다는 얘기가 있어서 은근히 걱정스럽기도 했고요.

그래서 '내가 엄마를 잘 섬기면 내 아이들도 그걸 보고 좋은 일을 하게 되지 않을까?' 하는 마음으로 친정엄마를 모셨어요. 그랬더니 벌써부터 우리 딸내미는 "엄마, 걱정하지 마. 나중에 엄마는 내가 모실게. 걱정하지 마." 그러네요.

치매 환자와 있다 보면 힘든 일도 많지만 기쁜 일도 많아요. 생각하기 나름이지만, 엄마가 하는 걸 보면 정말 재밌어요. 이상 행동을 걱정스럽게 보고 고치려고 들면 스트레스가 심하겠지만 있는 그대로 받아들이면 재밌는 상황이 꽤 많거든요.

우리 엄마는 옷을 거꾸로 입거나 양말을 한쪽은 세 켤레 신고 다른 한쪽은 한 켤레만 신는 등 이상한 행동을 많이 하셨죠. 그런 모습을 보고 남편과 아이들은 속상해하지 않고 오히려 막 웃었어요. 그랬더니 오히려 엄마가 편안해하셨어요. 요양원에서 처음 모시고 올 때 안색이 흙빛이었는데 지금은 분홍빛이 돌 만큼 완전히 달라졌어요.

남편이 시어머니에 대한 제 스트레스를 들어준 게 도움이 됐어요

시어머니에게 받은 스트레스를 이야기하면 남편이 잘 받아주었어요. 제가 "자기 엄마 성격 알지? 자기 엄마 때문에 오늘 내가 편두통 약을 몇 알이나 먹었는지 알아?" 하고 화풀이를 하면 남편은 "그래, 알았어." 하며 다독여주곤 했거든요.

물론 계속 되풀이하면 남편도 짜증을 내죠. 한두 번까지는 받아주는데 같은 얘기를 하고 또 하고 그러면 남편도 폭발해요. 그래서 저도 한두 번 하다가 멈추려고 하는데, 어떨 때는 점점 더 감정이 복받쳐서 멈추기가 어려워요. 그럴 때는 남편도 "아유, 알았으니까 그만해!" 하지만, 그래도 대부분 잘 들어주는 편이어서 많은 도움이 되었어요.

아이들이 인정해주는 게 상당히 큰 힘이 되죠

아들들이 고생한다며 저를 많이 인정해줘요. 자기네들은 어쩌다 한번 와서 보니까 얼마든지 할머니에게 관대할 수 있지만 엄마는 날마다 겪는 일이니까 정말 힘들 거라고 하면서.

그러면서 엄마가 어쨌든 할머니보다는 훨씬 더 배웠고 지혜로우니까 잘 대처하는 방법을 찾아야 한다며 격려해요. 그런 아들들이 많은 위로가 돼요. 때로는 카톡으로 "엄마, 힘들죠? 할머니가 엄마 힘들게 하죠?"라고 문자를 보내주는데, 그런 게 큰 힘이 되는 거죠.

부모 모시는 것을 당연한 일로만 여기지 않고 "할머니 할아버지를 모시는 건 참 힘든 일인데, 우리 엄마 아빠는 잘하고 계신다."라고 인정해주니까 상당히 큰 힘이 되네요.

형제들끼리 불화가 생긴 적도 있어요

막내인 저는 형들과 나이 차이가 많습니다. 그래서 형들이 어려워 할 말을 못하고 참다가 엉뚱하게 엄마를 보면 화가 치밀 때가 있어요. 그러다 형들한테 직격탄을 날리고 함부로 한 적도 있고요.

본래 형들한테 불만이 많았어요. 큰형은 대기업에 다니느라 바빴겠죠. 굳이 대기업이 아니더라도 형 나이가 어느덧 예순 가까이 되니까 직장 다니는 일이 힘들었을 거예요. 그래서 마음은 있지만 엄마를 잘 모시지 못하는 거라고 이해해요. 하지만 엄마 생명을 가지고 모험을 한다고 생각하니까 참을 수가 없더라고요. 그래서 "엄마는 돌아가시면 끝입니다. 되돌릴 수가 없어요. 지금 얼마나 위험한데 이렇게 여유를 부리고 있습니까? 이런 얘기 한두 번 한 게 아닌데, 아직도 아무 대책이 없잖아요!" 하며 형들을 원망했죠.

부모가 치매에 걸리니까 이렇게 형제들 사이에 불화가 생기더라고요. 지금은 괜찮아졌지만, 그땐 형들과 대판 싸우기도 했습니다.

형님에게 너무 힘들다며 울면서 대들었어요

솔직히 다른 사람이 시어머니를 모셨으면 하는 마음이 있었죠. 큰시누이나 다른 사람이 모셔간 적도 있는데, 길어야 2주일 정도 모시다가 못하겠다며 다시 우리 집으로 모시고 왔어요. 그때 정말 크게 싸웠죠. 큰시누이에게 울면서 대들었어요. 너무 속상해서 더 이상 못살겠다고 전화도 했지만, 도저히 못 모셔가겠대요.

그래서 '환자 앞에서는 딸도 소용없구나.'라는 생각을 했어요, '어쩌면 딸이 저럴 수 있어?' 하고 정말 욕 많이 했죠. 남편한테도 대놓고 얘기했어요. "어쩜 큰누나가 그럴 수 있어, 응? 나 같으면 모시고 가겠다. 자기 엄마잖아!" 남편은 내가 극복해야 할 몫이라고 하더군요.

그래서 시누이들하고 딱 마음을 닫았어요. "이건 그냥 내 몫이다. 엄마를 요양원에 보내고 안 보내고도 우리 몫이다." 남편한테 그렇게 얘기했더니 자기 생각도 그렇다고 하더군요. 실제로 모든 결정권은 우리한테 있으니까 우리 부부가 못 모시겠다고 하면 딸들도 아무 말 못하는 거죠. 뒤통수에 대고 욕은 할지 몰라도.

가까웠던 친척들하고 멀어졌어요

집안사람들이 치매를 가문의 수치로 알아요. 그러니까 환자도 처음에는 자신의 병을 감추려 들었고, 집안사람들도 모른 척했죠. 이제는 아예 대화가 안 될 정도로 악화되었으니까 환자 본인은 상관없지만 다른 사람들은 여전히 치매 환자를 쉬쉬해요. 그런 분위기이다 보니까 연락도 잘 안 하게 되고, 만약 연결이 되더라도 서로 도와주어야 한다는 부담을 가질까 봐 아예 연락을 피하게 되네요.

어머님이 다른 형제에게
엉뚱한 소리를 해서 형제간에 갈등이 생겼어요

어머님이 둘째 아들이나 딸네 집에 가서 엉뚱한 소리를 하는 바람에 형제들 사이에 오해가 쌓였던 적이 있어요. 물론 큰아들, 큰며느리인 우리가 잘하면 그런 소리도 아예 안 났겠지만……. 어쨌든 잘하건 못하건 할 말이 있으면 우리한테 직접 얘기해야지, 다른 형제들 집에 가서 말도 안 되는 이야기를 하니 아무것도 모르던 형제들 사이에 갈등이 생긴 거죠. 그래서 남편도 참 힘들어했고, 저도 시누이와 동서들과 갈등을 겪었어요.

그러다 한 3년쯤 지나고 나서 모든 것을 알게 됐어요. 처음에는 어머니가 엉뚱한 소리를 하면 형제들이 그 말씀을 그대로 받아들이는 바람에 갈등이 생기곤 했는데, 나중에 어머니한테 문제가 있다는 것을 모두 알고 난 뒤 비로소 오해가 풀렸어요. 어머니가 얘기하는 걸 100퍼센트 믿어선 안 된다는 것을 알게 되니까 갈등이 줄어든 거죠. 하지만 처음에는 그게 가장 큰 문제였어요.

남편과 밖에 나가서
솔직한 대화를 많이 했어요

남편이 잘 도와주는 편은 아니었어요. 퇴근해서 집에 오면 편하게 쉬고 싶었겠죠. 그렇지만 저도 하루 종일 어머니 때문에 힘들었으니 '남편아 빨리 들어와라. 당신만 오면 나도 해방이다.' 이런 생각을 했던 거예요.

어머니 때문에 생긴 갈등이지만, 어머님을 어떻게 할 수는 없으니까 둘이 일단 풀어야 하잖아요. 그래서 남편과 대화를 좀 많이 했어요. 집에서가 아니라 주로 바깥에 나가서 얘기했는데 그게 더 좋았던 것 같아요. 밖에 나가 술을 한잔하면서 "난 오늘 이랬고, 어머니는 이러이러했다." 이렇게 얘기하면 남편이 잘 들어줬거든요. 만약 남편이 "네가 그렇게 해야지, 당연히." 이랬다면 아마 더 힘들었을 거예요. 물론 집에 와서 어머니 보살피는 걸 도와준 것은 아니지만, 말을 들어주는 것만도 도움이 됐어요.

우리 친정엄마도 그렇게 될 수 있으니까, 남편의 엄마지만 제 몫이라고 생각하기로 했어요. 힘든 건 사실이지만 안 할 수도 없잖아요. 그래서 그냥 했던 것 같아요.

그래도 옆에 있는 게 좋다고 생각하며 마음을 다잡았어요

아이들 다 키워놓고 아무 걱정 없이 한참 재밌게 살 만해졌을 때, 삶이 절정에 달했다고 생각할 때 아내가 치매에 걸렸어요. 정말 죽고 싶은 심정이었죠. 멀쩡한 사람이 그렇게 됐으니까. 처음에는 극단적인 생각도 해봤지만 마음을 가다듬었어요. '그래도 사는 게 낫다. 어떻게든지 해보자.'는 쪽으로요. 비록 치매에 걸렸어도 '아내가 옆에 있어주니까 고맙다. 옆에 있으니 이렇게 만져도 보고, 따뜻한 체온이 내 옆에 있어 좋구나.'라고 생각하며 마음을 추스르고 또 추슬렀죠. 솔직히 말해서 직접 간병을 해보니까, 아내를 향한

지극한 사랑이 없다면 정말 힘들 것 같아요.

아버님을 모시는 덕분에
남편한테 큰소리를 칠 수 있어요

아버님을 모시는 일은 힘들지만 그 덕분에 남편이나 가족에게 당당하게 큰소리를 칠 수 있는 것 같아요. 보통 집안에 환자가 생기면 가족 간에 갈등이 많이 생기잖아요. 부모가 아프지 않더라도 부모를 모시는 문제 때문에 시끄러운 경우가 많죠. 남편도 밖에서 부모 때문에 힘들어하는 사람들 이야기를 많이 듣는 모양입니다. 그래서 제가 아버님을 모시는 걸 고마워하는 것 같더라고요.

한번은 이런 말을 하더군요. 사실 저는 알뜰살뜰 살림을 잘한다고는 볼 수 없거든요. 그런데 남편이 "부모 모시는 것 하나는 잘한다."고 해요. 그렇게라도 알아주니 고맙데요.

아버님 모시고 안 다닌 데가 없어요. 덕분에 사람들에게 칭찬도 많이 들었고 형제들도 고마워해요. 게다가 아버님에게 아직도 경제력이 있어서 다른 형제들은 전혀 경제적인 부담을 느끼지 않아도 되거든요. 그렇게 칭찬을 많이 듣다 보니 부모를 모시는 게 힘든 일만은 아니라는 생각이 들어요.

단 하루 만이라도 아내보다
늦게 죽게 해달라고 기도해요

'비록 내 아내는 병에 걸렸지만 어쨌든 살아 있는 것 아니냐. 생명은 소중한 것이다.' 그리고 '평범한 부부로 생활할 때보다 오히려 지금 더 사랑을 느끼고 있지 않느냐. 즐거울 때만이 아니라 괴롭고 힘들 때도 함께하는 것이 부부다.' 이렇게 다짐하면서 살아요. 그러면서 '그래, 내가 당신한테 힘이 돼줄게. 당신이 살아 있는 동안 최선을 다해서 도움을 주도록 노력할 거야.'라는 다짐도 하고요.

저는 매일 기도해요. 단 하루 만이라도 아내보다 늦게 죽게 해달라고. 제가 없으면 아내를 수발해줄 사람이 없으니까요. 그런데 불행하게도 그렇게 병간호를 하다가 먼저 죽는 사람이 심심찮게 있더라고요. 그래서는 안 되잖아요. 그래서 아내가 죽고 난 다음, 하루만 더 있다가 죽게 해달라는 것이 제 간절한 소망이었는데, 지금은 마음이 바뀌었어요. 지금은 건강하기만 하다면 하루가 아니라 몇 년이든 더 오래 살고 싶어요. 사람 참 간사하죠?

치매 전문가의 FAQ

환자 보호자나 가족의 고통은 어떻게 극복해야 할까요?

정말 많이 지쳤을 때는 주변에서 작은 도움이라도 받을 수 있으면 힘이 훨씬 덜 듭니다. 또한 주변에 나를 대신해서 환자를 돌볼 사람이 있어 '손을 나눌 수 있다'면 조금이나마 여유를 찾을 수 있을 것입니다.

그런 점에서 치매지원센터나 공공기관을 통해 지원을 받으면 고통을 이겨내는 데 상당한 도움이 됩니다. 치매지원센터나 공공기관은 환자와 보호자 모두에게 도움을 줄 수 있습니다. 하루 종일은 아니지만 몇 시간이라도 환자는 프로그램에 참여하면서 즐거워하고, 그 시간 동안 보호자들은 위로를 받으면서 쉴 수 있기 때문입니다. 개인적인 생활도 할 수 있습니다. 직업을 완전히 회복하지는 못해도 부분적으로 일을 하는 것은 가능합니다. 그러면서 여유를 찾고 건강을 돌볼 수 있게 됩니다.

또한 치매 환자를 간병하는 게 얼마나 힘든 일인지 아는 사람들과 만나 얘기를 나누면 가벼운 우울증 정도는 많이 호전될 수 있습니다.

환자 상태가 더욱 진행되어 장기요양보험의 등급을 받고, 공적인 지원을 받을 수 있게 되면 상황이 좀 더 좋아질 수 있습니다. 하지만 그런 도움들도 '마땅치가 않다.', '해봤는데 생각만큼 문제를 해결해주지는 못하더라.' 하는 생각이 들면서 심한 우울증에 시달릴 수도 있습니다. 그럴 때는 소량의 항우울제를 복용하면 도움이 됩니다.

실제로 보호자들 중 몇 번이나 망설이다 항우울제를 복용해보고 나서 "이렇게 좋은 방법이 있었는데 그동안 몰랐다."고 하는 분들도 있습니다. 물론 처음부터 무조건 약을 드시라는 뜻은 아닙니다. 여러 가지 다른 도움을 받으면서 고통을 덜어내려 노력했는데도 잘 안 될 경우 정신과 상담을 받고 약을 복용하면 도움이 된다는 얘기입니다.

02 보호자의 사회생활과 대인 관계는 일반인과 다르다

치매 환자의 주 보호자는 개인적 생활에서 문제가 생기는 것뿐만 아니라 사회 활동도 거의 불가능합니다. 증상이 심해질수록 환자의 일거수일투족을 주시해야 하기 때문입니다. 그러면서 지금까지 형성한 사회적 관계가 축소되거나 와해되는 일이 비일비재합니다. 그 속에서 보호자들은 소외감을 느끼거나 사회적 존재로서의 자기정체성을 잃기도 합니다.

반면에 스스로 해결책을 찾으려고 적극적으로 노력하는 모습을 보이기도 합니다.

☐ 사람들과의 관계가 완전히 차단된다.
☐ 사회 활동을 할 수 없다.
☐ 다른 사람들과의 만남을 기피한다.

- [ ] 스스로 스트레스를 해소한다.
- [ ] 사회적 존재로서의 자기 자리를 만들기 위해 노력한다.

인간관계가 완전히 차단돼요

모든 관계가 완전히 차단되죠. 가족 관계만이 아니라 친구 관계도 그래요. 다들 부담을 느끼는 것 같더라고요. 그러니까 특별한 이유가 없으면 환자에 대해 상의하기도 어려워요. 어떻게 보면 상의 자체가 불가능한 것 같아요.

치매 환자를 직접 겪어보지 않은 사람은 아내가 치매라는 말을 해도 그저 건망증이 심한 정도로 알아요. 설명을 해도 모르니 설명하고 싶지도 않고요. 별 도움이 안 되니까 다른 사람과 말하는 걸 꺼리다 보니 자연스럽게 주변 사람들과의 관계가 소원해졌습니다.

하던 일 접고 집에만 있다 보니 모든 관계가 끊기더라고요

어머니가 치매에 걸려 어쩔 수 없이 하던 일을 모두 접고 집에 들어앉아 어머니 간병을 했어요. 그렇게 몇 년을 지내고 보니 어느 순간부터 모든 관계가 툭툭 끊기더라고요. 어쩌다 꼭 참석해야 할 모임에 가면 낯선 얼굴들이 이미 주역이 되어 있곤 했죠. 심지어 어떤 문인 모임에 가니까 낯선 사람이 "등단 언제 했냐?"고 묻더라고요. 제가 문단에서 제법 오래 활동했는데도 말이죠. 그렇게 관계들이 툭툭 끊기는 걸 보니 '이렇게 어머니 병간호만 하다 보면 인간관계가 다 끊기겠구나.'라는 생각이 들더군요. 또 '아름다운 세상을 위해 꿈꾸던 것을 이제는 아무것도 못하겠구나.'라는 생각이 들어서 참 고통스러웠어요.

아내가 걱정스러워 못 나갔더니 관계가 단절됐어요

누가 "나와라. 좀 만나자." 하고 전화를 해도 안식구가 걱정되어 선뜻 나가지 못했어요. 그렇게 한 2~3년 지나니까 주변 사람들이 하나 둘 다 떠나더라고요. 처음에는 친한 사람들이 보자고 하면 "아쉬우면 너희가 와라." 그랬어요. 친구들에게도 "집 앞 전철역으로 와서 전화해라. 그럼 내가 나가마." 했죠. 그렇게 전철역 주변 식당으로 찾아온 친구들을 겨우 만나곤 했습니다. 그렇지만 그것도 한계가 있더라고요.

  2년 정도 그렇게 친구들을 집 근처로 불러들여 만나다 보니까 오는 친구들은 계속 오지만 그렇지 않은 친구들은 안 오더군요. 지금은 아내가 병원에 있기 때문에 사람들을 만날 시간이 좀 생겼습니다. 그래서 친구들한테 "그동안 너희들이 찾아왔으니까 이제는 너희들 집 가까운 데서 모임을 잡아라. 한 번은 내가 나가마. 어떻게든 시간 내서." 하고 있어요.

동네 분들 만나면
되도록 말수를 줄이려고 노력해요

전에는 동네 분들하고 많은 이야기를 나눴는데, 지금은 만날 하는 얘기가 그 얘기고 지저분한 얘기뿐이라 듣기 싫어하는 것 같아서 되도록 만나는 횟수를 줄이려고 해요.

길을 가다 만나도 "뭐 해? 어디 갔다 왔어?" 하는 가벼운 인사만 하고 되도록 얘기를 안 해요. 제가 얘기를 안 해도 동네 사람들은 제가 힘들고 우리 어머니가 지저분하다는 것을 다 알거든요.

동네 분들만큼 제가 힘든 걸 알아주는 분들도 없어요. 한번은 마을회관에서 행사가 있어 부녀회원이 많이 모였어요. 여섯 명 정도가 함께 일을 하게 됐는데, 어떤 분이 '지랄'이라는 단어를 쓰더군요. 그래서 저도 "나는 오늘 아침 우리 어머니한테 지랄"하고 나왔다고 그랬죠. 그랬더니 다른 분이 "어휴, 길동이 큰엄마(제 별칭이에요)가 지랄한다는 소리를 했다는 게 이해가 가요. 오죽하면 아침부터 그런 말을 썼을까?" 하시더군요.

'지랄'이란 단어가 좋은 말은 아니잖아요. 교양 있는 사람이 쓸 말은 더더욱 아니고요. 그런데도 그런 말을 한 저를 이해해준다고 하니까 정말 고맙더라고요. 하지만 저를 이해해준다고 해서 아무 말이나 해도 되는 건 아니잖아요. 그래서 동네 분들이나 누굴 만나면 되도록 말수를 줄이려고 노력해요.

남편이 길을 잃고 헤매서
바로 직장을 그만뒀어요

작년 겨울 어느 날, 월드컵경기장에서 남편과 헤어져 따로 집에 가게 됐습니다. 저는 남아서 일을 보고 남편에게는 "먼저 집에 가라."고 했죠. 그때까지만 해도 남편의 상태가 그렇게 심하지는 않았거든요. 그런데 혼자 집을 못 찾고 서너 시간이나 헤매다가 "일산 대화역이다."라고 전화를 했더라고요. 우리 집은 서울이거든요. 그때 정말 깜짝 놀랐어요. 그래서 바로 일을 그만두고 남편을 쫓아다니기 시작했습니다.

1주일에 한 번씩
도와주러 오는 분들이 있었어요

종교단체에서 1주일에 한 번씩 와서 할아버지를 도와주셨어요. 아무리 종교단체지만 지속적으로 환자를 방문해서 도움을 주는 건 쉬운 일이 아니잖아요. 그런데도 그분들은 꼬박꼬박 찾아와서 치매 환자가 영적으로 좀 더 편안한 상태가 될 수 있도록 기도도 해주고, 말벗도 되어주곤 했어요. 한 1년쯤 계속했는데 그분들이 그러더군요. 자신들도 치매 부모를 모시고 있기 때문에 돕고 싶어서 찾아오는 것이라고. 그 마음이 고마워서 덜 외롭더라고요.

어머니 상태를 말씀드리고 한 번씩 찾아와달라고 부탁했죠

이제는 집으로 찾아오는 분이 거의 없어요. 그나마 우리 집을 찾아오는 몇 안 되는 분들께 어머니 상태를 말씀드리고 부탁을 드렸어요. 어머니가 외로워하시니까 가끔 오셔서 같이 식사도 하고, 말씀도 나누며 술도 한잔하시면 좋겠다고. 그러면 그분들도 안타까운 마음에 한 번이라도 들러주고 말씀도 건네주세요. 그러니까 어머니도 좋아하시고, 저도 힘이 덜 듭니다.

밖에서 봉사활동하면서 스트레스를 풀어요

자존심 때문에 남한테 저의 어려운 얘기를 하고 싶지 않았어요. 더구나 집안일이니까. 남들이 물어보면 "아이 그냥 그러시지 뭐. 괜찮아." 이러고 말았죠. 남들처럼 "아이고 오늘은 이러고 이랬어."라며 힘든 이야기는 좀처럼 안 했어요.

　말은 안 했지만 힘들긴 정말 힘들었어요. 정신적 스트레스를 풀기 위해 봉사활동을 많이 했어요. 봉사활동마저 하지 않았다면 아마 정신병원에 갔을 거예요. 그나마 봉사활동으로 스트레스를 좀 풀어서 오늘까지 사는 것 같아요.

03 보호자의 생활방식이 달라진다

치매 환자의 주 보호자는 환자의 증상이 악화되면 기존의 일상과는 다른 생활을 하게 됩니다. 자신을 위한 여가와 자유로운 개인적 시간은 생각할 수도 없습니다. 또한 환자 중심으로 생활하다 보니 삶에 대한 여유를 잃기도 합니다.

전에는 아무렇지 않게 했던 소소한 일상생활조차 힘들어집니다. 간단히 맥주 한잔하는 것도 힘들고, 가족 중 한 사람이 치매에 걸린 뒤로는 수시로 터지는 돌발상황 때문에 마음의 여유가 없어졌다는 분도 많습니다. 그야말로 사건이 꼬리에 꼬리를 물고 일어나기 때문에 뒷수습을 하느라 평화로운 일상은 영영 남의 일이 되어버리고 맙니다. 그렇지만 모든 분이 자신의 일상을 포기하는 것은 아닙니다.

- ☐ 환자를 돌보면서도 적극적으로 나의 일상을 재구성했다.
- ☐ 환자를 데리고 다니면서 공부했다.
- ☐ 환자를 돌보기 위해 가게를 집으로 옮기고 단골손님들과 거래를 계속했다.

좋아하던 맥주도 끊었어요

저는 맥주를 좋아했어요. 많이 마시는 스타일은 아니지만, 참 좋아했죠. 하지만 이젠 맥주도 안 마셔요. 맥주를 마시면 우울한 생각에 사로잡힐까 봐. 스스로 회한에 사로잡혀서 안 좋은 생각을 하고 무기력해질까 걱정스러워서요. 누구한테 하소연을 해봐도 달라질 건 없기 때문에 안 마시려고 한 것도 있고, 술을 마시면 마음이 약해져서 더 견딜 수 없을지도 모른다는 생각도 들고요.

수시로 돌발상황이 터지니까 마음의 여유를 잃어버렸어요

부모님을 원망하는 건 아니지만, 우리 세 식구만 살 때는 별문제가 없었어요. 그런데 어머니가 치매에 걸리면서 삶이 완전히 달라졌어요. 마음의 여유가 없어진 거죠. 언제 어디서 돌발상황이 터질지 모르기 때문에 한시도 여유가 없습니다.

어머니가 복지관에 다니시기 때문에 아침에 셔틀버스를 태워드려야 해요. 남편 출근시키고, 아이 학교 보내고, 마지막에 어머니를 차에 태워드리는 거죠.

우선 어머니 아침을 챙겨드리고 나서 외출 채비를 해드립니다. 아무리 환자라도 여자니까 화장품이라도 찍어 발라야 하고, 머리도 단정히 해야 하잖아요. 그런데 어느 날 아침, 설거지를 마치고 재빨리 머리를 만져드리려고 갔더니 어머니가 그새 개수대에 있는 물을 머리에 흠뻑 묻히고 계신 거예요. 방금 깨끗하게 샤워하고 드라이했는데, 엉망이 된 거죠. 저는 너무 놀라서 소리를 질렀어요.

치매 환자들한테는 소리를 지르거나 화를 내면 안 되는데, 하도 놀라서 그만 "어머니!!" 하고 막 소리를 지른 거죠. 금방 셔틀버스가 올 텐데, 어머니는 사고를 쳤지……. 정말 어찌할 바를 모르겠더라고요.

그런 일을 겪고 나면 다음부터는 그런 일이 일어나지 않도록 나름 대비를 해요. 예를 들면 아침을 먹자마자 개수대에 아무것도 없게 설거지를 빨리빨리 해놓는 거죠. 그러자니 삶이 정신없이 돌아가고 불편해요.

길게 볼일을 보거나
하고 싶은 일을 하지 못해서 힘들어요

사실 저는 그다지 깔끔한 성격이 아니라서 스트레스를 덜 받는 편이에요. 아버님이 화장실을 한 번 쓰고 나면 온 집에 지린내가 나요. 화장실로 가시는 도중에 지리기 때문이죠. 닦아도 금방 또 지리니까 냄새가 날 수밖에 없지만, 제 성격이 워낙 터프해서 그런 건 괜찮아요.

무엇보다 힘든 건 아버님 때문에 마음대로 움직이지 못한다는 거예요. 어디 갈 때마다 아버님을 모시고 다녀야 하니까 그게 불편하더라고요. 물론 아버님이 데이케어센터에 다니시기 때문에 낮에는 시간이 있어요. 그래도 5시 반이면 집에 오시니까 길게 볼 일을 보기가 어렵죠. 제 또래가 인생에서 가장 자유로운 시기라 다들 자유롭게 돌아다니는데, 저는 하고 싶은 것을 할 수 없어서 힘들어요.

아버님을 좋은 얼굴로 대하는 것도 힘들어요. 아버님 인상이 좀 고약하시거든요. 저랑 살면서 좀 순해지긴 했지만, 어떨 때는 아버님 표정을 보면 '어떻게 이렇게 고약하게 생기셨나.' 하는 생각이 들어요. 그런 얼굴을 마주 대하면서 늘 웃는 얼굴을 하기가 쉽지 않네요.

모든 것을 다 챙겨드리고 일일이 잔소리를 해야 해요

환자가 혼자서는 아무것도 못하기 때문에 일일이 챙겨줘야 해요. 약도 챙겨주고, 양치를 못하니 틀니도 다 닦아서 끼워주고……. 해야 할 일이 끝도 없어요. 요양사가 오기 전에 세수시키고, 손 닦아주고, 틀니 닦아 끼워주고, 식탁에 간신히 모시고 나가서 밥 먹이고 하다 보면 정신이 하나도 없어요.

　환자니까 당연하지만 자꾸 잊어버려요. 방금 약을 먹었는데 또 먹으려고 드는 거죠. 한번은 아침에 약 챙겨드리고 나서 강아지 밥을 주고 돌아서니까 약봉지를 부득부득 뜯고 계신 거예요. 매번 그런 식이니 그러지 말자고 다짐을 해도 말이 툭툭 거칠게 나오네요.

엄마를 집에 두고 나가려면
모든 것을 치워야 하니까 그게 더 일이에요

언젠가 엄마를 잃어버린 적이 있어요. 다행히 금방 찾았지만, 그 일을 계기로 치매노인신고센터에 엄마 사진이 올라가 있죠. 그날 이후 센터의 도움으로 코너마다 장치를 해뒀어요. 엄마가 전처럼 혼자 집을 나가셨다가 길을 잃지 않도록 문마다 잠금장치를 해둔 거죠. 밖에도 자물쇠가 또 있어요. 잠깐 밖에 나갈 때도 혹시 엄마가 문을 열고 나갈까 봐 잠그고 나가야 하거든요.

　엄마 혼자 두고 나가려면 문만 잠그는 것이 아니라 할 일이 너무 많아요. 가스 밸브도 잠가야 하고, 엄마가 망가뜨릴 수 있는 것들은 죄다 치워야 해요. 한번은 엄마가 딸아이 성경책을 다 뜯어놔서 못 쓰게 만들기도 했거든요. 이어폰도 다 뜯어놓고, 전화기도 이미 망가진 상태예요. 엄마가 전화선을 다 잡아뜯어놨거든요. 치매 어르신을 모시고 있으면 매일 겪는 일들이에요. 어디 한번 나가려면 치워야 할 게 너무 많아서 차라리 엄마를 업고 다니는 게 낫겠다는 생각이 들 정도예요.

걸핏하면 현관문을 잠가서 불편해요

환자가 있으니까 생활이 여러 모로 불편한데, 특히 걸핏하면 현관문을 잠가서 가족들이 여간 불편한 게 아니에요. 안에서 아무 버튼이나 눌러 잠가놓고는 열지를 못하는 거죠. 어떻게 여는지를 잊어버려 가족들이 현관문 앞에서 들어가지 못하고 있었던 적이 한두 번이 아니에요. 결국 수리공을 불러서 문을 열고 들어가야 해요. 지금은 아예 환자가 안에서 문을 잠글 수 없도록 잠금 버튼에 테이프를 붙여놓았어요.

같은 일을 반복하다 보면 지쳐요

우리 어머니는 자꾸 불을 켜놓아요. 화장실 불도 켜놓고, 거실 불도 켜놓고 그래요. 불을 켜고 끄는 걸 잊어버리는 거 같아요. 문도 자꾸 열어놓고요. 다른 곳은 몰라도 드레스룸 문은 열어놓으면 여러 모로 불편한데, 닫아놓으면 열어놓고, 또 닫아놓으면 또 열곤 하네요.

치매 환자에 대한 이해가 없을 때는 잔소리를 많이 했죠. "불 꺼야죠." 혹은 "불 좀 끄고 다녀요."라고. 물론 잔소리를 해도 그대로였죠. 나중에 치매에 대해 공부를 하고 나서는 그렇게 잔소리를 한다고 되는 일이 아니라는 걸 알았습니다. 질책이나 잔소리를 하지 말고 조용히 수습해야 한다는 걸 알게 된 뒤로는 어머니가 켜놓은 불을 그냥 말없이 껐습니다. 하지만 그것도 거의 매일 수시로 같은 일을 반복하다 보니 정말 힘들고 지치더군요.

남편을 데리고 다니면서 의자에 앉혀놓고 공부했어요

남편이 치매에 걸린 뒤로 어떻게 하면 치매 환자를 더 잘 돌볼 수 있을까 궁금해서 공부를 시작했어요. 기왕이면 요양사 자격증까지 따려고 생각했지만 남편을 두고 다닐 수가 없어서 함께 공부하러 다녔어요.

사정을 모르는 사람들은 옆자리에 앉은 남편을 보고, "어휴, 부부가 자격증을 같이 따면 좋겠다."라고 하더라고요. 그나마 남편은 얌전한 편이라 의자에 앉혀놓으면 가만히 앉아 있거든요. 그 덕분에 공부를 할 수 있었죠.

가게를 집으로 옮기고 단골손님과 계속 거래했어요

꽃집을 하고 있었는데, 어머니가 치매에 걸린 후 바깥일을 하기가 점점 힘들어져서 매장을 접었어요. 그래도 생활은 해야 하니까 완전히 일을 그만둘 수가 없었죠. 그래서 꽃을 보관하는 냉장고를 집으로 옮기고, 아예 집에서 꽃집을 했습니다. 단골손님들은 매장이 없어도 전화로 주문을 해주니까 가능했죠.

집에서 운영하다 보니 매상은 좀 줄었지만 큰 문제는 없었어요.

제가 남편과 일찍 사별했고 아이도 없기 때문에 돈 쓸 일이 많지 않아요. 그리고 꼭 필요한 돈은 어떻게든 마련되더라고요. 어떤 때는 매상이 얼마 안 돼서 '이번 달은 어떻게 지내지?' 고민을 하기도 하는데, 그럴 때면 전에 작업했던 원고료가 나오거나 강의 제안이 들어와서 쓸 돈이 생기더라고요.

예전에 비하면 수입이 좀 줄었지만 생활이 어려웠던 적은 없어요. 대신 어머니를 옆에서 계속 봐드릴 수 있었기 때문에 저로서는 나쁘지 않았답니다.

도우미를 두고 바깥일을 했어요

남편이 없는 터라 제가 생활을 책임져야 하기 때문에 일을 하지 않을 수가 없었어요. 제가 어머님을 24시간 돌볼 수가 없어 도우미를 두었습니다. 시동생이 셋씩이나 있지만 누구 하나 모셔갈 생각을 하지 않으니 어쩔 수가 없었죠. 그래서 도우미가 어머님 돌아가실 때까지 상주하면서 돌봐주었고, 저는 일을 계속했죠.

04 보호자는 심리적으로 고통스럽다

치매 환자 보호자는 심하게 우울하거나 의기소침, 무력감, 불안, 좌절감, 분노, 죄의식 등의 다양한 정서적 고통을 경험합니다. 가까운 곳이나 집에서 환자를 돌보는 경우에는 심리적 고통이 더 심한 편입니다. 마음고생도 심하고, 직접 겪어보지 않은 사람은 어려움이 얼마나 큰지 잘 이해하지 못하기 때문에 더욱 속이 상하기도 합니다.

어떤 보호자는 다른 가족들이 오면 환자가 평소와 달리 점잖게 굴어서 마음고생을 많이 했다고 털어놓았습니다. 심리적 고통이 심해 거울을 보면서 자기 머리를 다 잘라버렸다는 보호자도 있습니다. 이처럼 심리적 고통을 해결하지 못해 고생하는 보호자들이 많은 반면 스스로 심리적 고통을 이겨내기 위해 노력하는 분들도 있습니다.

- [ ] 표현하기도 힘들 정도로 절박해 남모르게 눈물을 흘렸다.
- [ ] 시설돌봄을 선택한 이후 또 다른 심리적 고통을 겪었다.
- [ ] 환자를 버렸다는 죄의식이 들어 힘들었다.
- [ ] 가족들이 서로 협조하고 위로하지 못해 환자보다 더 큰 마음의 고통을 겪었다.

아무도 안 보는 곳에서 울면서 제 자신과 싸웠어요

아버지의 치매가 그리 심하지 않았을 때는 그럭저럭 괜찮았어요. 가끔 집에서 소변을 못 눌 때는 병원에 가서 오줌주머니를 채웠죠. 그렇게 아플 때마다 입원과 퇴원을 반복했어요.

그런데 상태가 심해지니까 작대기로 저를 때리며 집에 가라는 거예요. 지금은 안 그러는데, 처음 아버지를 돌보러 갔을 때는 1년 동안 집에 가라며 저를 때리셨어요. 아버지와 친하게 지내던 할머니가 저 때문에 집에 안 온다는 거죠.

아무리 제 아버지고, 치매 때문에 엉뚱한 소리를 하는 거지만 속이 상하고 상처가 되더라고요. 동네 사람들 보기 창피하니까 혼자 산에 가서 나물 뜯으면서 울기도 하고, 그렇게 마음을 다잡으면서 제 자신과 싸웠어요.

시동생들 앞에서 환자가
너무 점잖게 굴어서 마음고생을 많이 했어요

환자가 저와 둘이 있을 때는 사람을 너무 힘들게 하는데, 시동생들만 오면 점잖아지니까 미치겠더라고요. 시동생들은 점잖게 잘 계시는데 뭐가 힘들다는 건지 모르겠다는 눈치였어요. 그래서 마음고생을 많이 했죠. 저는 환자 모시기가 정말 힘든데, 시동생들은 제가 엄살을 부리거나 모시기 싫어서 그러는 거라고 생각하는 것 같아서요.

오죽하면 아는 분이 CCTV를 달아놓고 녹화했다가 시동생들에게 보여줘야 환자가 평소에 얼마나 힘들게 하는지 알 수 있을 거라고 충고를 하실 정도였죠.

우울증이 심해서
제 머리카락을 자른 적도 있어요

어머니가 치매에 걸려서 집으로 모시고 왔는데 일일이 말을 할 수 없을 정도로 저를 힘들게 했어요. 힘없는 노인네가 불쌍해서 숟가락 하나 더 놓으면 되지 싶은 마음으로 모셨는데, 그렇게까지 힘들 줄은 정말 몰랐어요.

오신 지 3일 만에 남편과 제 사이에 끼어서 주무시고, 아무 때나 불쑥불쑥 문을 걷어차고 들어오면서 "문을 왜 쳐닫고 자느냐?"고 호통을 치셨어요. 남이었다면 3개월도 못 견뎠을 텐데, 그래도 부모니까 지금까지 참으며 살고 있죠. 하지만 그렇게 살다 보니 마음의 병이 들었어요. 어떨 때는 화가 머리끝까지 치밀고 우울해서 미치겠더라고요. 어느 날 제 마음을 다스리지 못하고 폭발해 거울 보고 제 머리카락을 가위로 바짝 잘라버린 적도 있어요.

집에 모셨을 때보다 마음이 더 무거워요

엄마를 집에서 모시다가 너무 힘들어서 시설에 모셨어요. 이러다가는 내가 죽을지도 모르겠다는 생각이 들 정도로 힘들어서 시설에 모셨는데, 마음이 더 무겁네요. 시설에 모신 것만으로도 벌써 죄인이 된 것 같아요.

가뜩이나 마음이 무거운데 친척들이나 다른 사람들이 "시설이 좋네, 안 좋네.", "엄마가 드시는 게 부실하네 어쩌네.", "대충 씻기네." 등 말이 많더라고요. 물론 저 들으라고 하는 소리는 아니라고 믿고 싶어요. 시설에 대한 얘기겠지만, 그런 말을 들으면 마음이 더 무겁고 죄인 같은 기분이 들어요.

엄마가 시설에 적응하지 못할까 봐 걱정했어요

엄마를 시설에 맡긴 뒤 마치 엄마를 버린 것 같은 죄책감이 심했어요. 처음에는 '효도해야 한다.'는 생각이 있었지만, 한계를 느꼈죠. 그래서 '효자는 하늘에서 내린다.'고 저를 합리화하면서 엄마를 시설에 모셨습니다.

한편으로는 엄마를 집에서 모시면 가족들도 힘들고, 가족들이 힘들면 엄마를 제대로 모실 수 없으니 엄마도 불편할 거라고 생각했어요. 죄책감과 함께 걱정도 되더군요. 처음 엄마를 시설에 모실 때의 마음은 '가보고 진짜 못 있겠으면 돌아오세요.'였지만 또 한편으로는 '가자마자 돌아오신다고 하면 어쩌지?' 하는 걱정도 있었습니다. 시설에 적응을 못해 다시 나오는 분이 주변에 많았거든요. 그런데 다행히 엄마는 잘 적응하셨어요. 제 마음 편하라고 그러시는지는 몰라도 그곳을 매우 좋아하세요.

엄마를 시설에 모실 수밖에 없는 상황이 가슴 아팠어요

어른들이 "사랑은 내리사랑이다."라는 얘기를 많이 하잖아요. 맞는 말이더라고요. 처음엔 엄마를 집에서 모셨는데 아이들이 많이 힘들어해서 시설에 모시게 되었거든요.

엄마는 시설에 가고 싶어 하지 않으셨어요. "안 가면 안 되냐?"면서 많이 우셨죠. 저도 울었고 남편도 많이 힘들어했어요. 시설에 가서 엄마를 보고 오는 날은 차 안에서 대성통곡을 했어요. 엄마한테도 "엄마, 엄마를 이렇게 모실 수밖에 없는 거 용서해줘. 나도 엄마라서, 내 아들이 먼저네. 엄마보다……."라고 말했어요. 정말 '내리사랑'이더라고요. 부모와 자식 중 하나를 선택해야 한다면 자식을 선택하게 되더군요.

스트레스가 심해 머리가 다 빠졌어요

어머님이 치매에 걸린 후 제 생활은 없어졌어요. 치매 증상이 심해지면서 집에 사람들이 놀러를 못 오니까 더 답답하고 힘들더라고요. 하소연할 데도 없었어요. 신랑이 내 마음을 100퍼센트 알아주는 것도 아니고, 아직 애들은 어리고……. 달리 스트레스를 풀 방법이 없어 술을 많이 마셨죠.

 어차피 제게 닥친 일이니까 하기는 해야 하잖아요. 어머니를 어디에 버릴 수 있는 것도 아니고. 못된 며느리란 말은 듣기 싫었거든요. 그래서 내 나름대로 최선을 다하려다 보니까 술을 먹게 된 거죠. 고단한 하루가 끝나고 어머님이 주무시면 술을 마시면서 스트레스를 풀었어요. 그래도 스트레스가 풀리지 않았던지 어느 날 보니까 머리가 쑥쑥 빠지더라고요. 속이 훤히 보일 정도로 다 빠져서 애를 많이 먹었어요.

죽고 싶다는 마음뿐이었어요

솔직히 죽고 싶은 마음밖에 없었습니다. 더 산다는 게 의미가 없는 것 같았어요. 그래서 환자와 함께 죽으려고 설악산에 갔어요. 케이블카를 타고 올라가면, 그 뒤가 온통 낭떠러지거든요. 그곳에서 뛰어내리려고 했죠. 그런데 가는 동안 마음이 변하더라고요. 내 경험으로 볼 때 어떤 결심이든 그 즉시 행동에 옮기지 않으면 안 됩디

다. 결국 되돌아와서 살고 있지만 여전히 마음은 힘들어요.

항상 불안해서 신경안정제를 먹어요

가슴이 두근두근하고 항상 불안해요. 미래가 불투명하잖아요. 경제적으로도 어렵고 친인척이나 관계를 맺고 있던 사람들과도 멀어지고……. 이런저런 생각 때문에 더 불안하고 괴로워서 밤에는 잠을 잘 못 잤어요. 병원에 갔더니 우울증약을 주더라고요. '신경안정제'라는 그 약을 먹고 잠들곤 하죠. 약을 먹기 시작한 지 한 5년 됐습니다.

힘들 때마다 마음을 고쳐먹어요

힘들 때마다 마음을 고쳐먹어요. 억지로라도 밝은 생각을 하려고 하고, 웃으려고 하고, 남을 배려하려고 노력해요. 더 힘든 사람을 보고 '그래, 그래도 내가 낫다.'며 마음을 고쳐먹으면 좀 편해져요.

생각을 바꾸면 마음이 한결 편해져요

아픈 부모를 모시는 일이 쉽지는 않지만 생각을 바꾸면 좋은 점도 많은 것 같아요. 예를 들어 만약 아버님이 안 계시면 밥도 잘 안 챙겨 먹을 텐데, 아버님이 계시기 때문에 밥을 차려서 함께 먹어요.

애들이 다 크고 나니깐 혼자 먹을 때가 많아 잘 안 챙겨 먹었거든요. 또 아버님이 계시니까 아무래도 덜 늘어져요. 늘어져 있으면 우울증이 생기기 쉬운데, 자꾸 움직여야 하니까 그런 건 좋아요.

다른 사람들하고 어울리려고 노력은 하지만, 내가 어울리고 싶은 사람이 아니라 나를 필요로 하는 사람과 어울리는 것도 나쁘지 않다고 생각해요. 지금 저를 필요로 하는 사람은 아버님이잖아요. '어차피 누군가와 놀 건데, 아버님이랑 놀면 되지 뭐.'라고 생각하는 거죠.

예를 들어 커피숍을 가더라도 친구들이 아니라 나를 필요로 하는 사람하고 함께 가면 사람만 바뀌는 거지 커피숍을 가는 건 똑같다고 생각해요. 그렇게 긍정적으로 생각하다 보면 마음이 한결 편안해져요.

등산이나 목욕으로 불안감을 달래요

항상 불안해요. 치매 환자를 돌보다 보면 놀랄 때가 많거든요. 막 토할 때도 있고, 운동을 나갔다가 잃어버릴 때도 있죠. 그럴 때는 놀라서 목이 타고 입이 바싹바싹 말라요. 그런 일이 자주 생기면 몸도 마음도 긴장해서 피곤할 수밖에 없죠. 그럴 때 산을 오르거나 목욕탕에 가면 그런대로 위로도 되고 긴장도 풀리는 것 같아요.

나쁜 일은 빨리 공중 분해시키고,
좋은 일은 오래 간직하려 노력해요

어차피 함께 살아야 하는 거라면 가족이 전부 행복해야 한다고 생각해요. 그래서 서로 불편하지 않게 살려고 노력하고 있어요. 어머니한테도 지금까지 힘들게 사셨으니까 우리 집에 계시는 동안은 행복하다고 느끼면서 사시라고 말씀드려요.

저는 신앙인이기 때문에 불편하고 힘들 때마다 신앙인의 자세로 저를 되돌아보고 어머니를 대합니다. 치매 어머니를 모시고 사는 게 쉬운 일은 아니지만 불행하지 않게 사는 방법이 없지는 않은 것 같아요.

그리고 나쁜 일은 빨리 공중 분해시켜버리고, 좋은 일은 오래 기억하려고 노력해요. 그래야 제가 행복할 수 있고, 제가 행복해야 남편과 아이들도 좋을 것 같아요.

친구들 만나 이야기하면
스트레스가 풀려요

제 주변에는 좋은 친구들과 저를 잘 이해해주는 교회 분들이 많아요. 제가 워낙 솔직한 성격이라 친구나 교회 분들 만나면 우리 어머님 어땠다고 다 얘기해요. 그것 때문에 무지하게 열 받았다고.

그렇게 한참 이야기를 하면 스트레스가 많이 풀리죠. 그래서 누군가 내 상황을 알고 들어줄 수 있는 사람이 주변에 있어야 할 것 같아요.

"하나님 제가 이겼습니다."라며
스스로 칭찬해요

어머님은 치매에 걸린 후 이상한 이야기도 많이 하고 이상한 질문도 많이 했어요. 예를 들어 넘어지지도 않았는데 넘어졌다고 하는 식이죠. 처음에는 어머니가 넘어졌다고 거짓말을 하면 "어머니, 넘어지면 이렇게 다닐 수 없어요!" 하고 따지곤 했는데, 어리석은 일이었죠.

제 딴에는 어머니가 엉뚱한 소리를 하니까 사실을 말씀드리려고 했던 건데, 정신이 온전하지 않은 분께 그건 그렇게 중요한 일이 아니잖아요. 그래서 한 1년쯤 지난 뒤에는 "안 다쳐서 다행이에요."라고 대답하게 되었죠.

그러고 나니까 제 마음이 편하더라고요. 전에는 어머니한테 대답이 곱게 안 나오고 신경질적으로 대꾸하거나 귀찮으면 아예 대꾸를 안 할 때도 있었거든요. 그리고 신앙인으로서 어머니께 예쁘게 대답하고 나면 저한테 칭찬을 하는 거죠. "아유, 하나님 제가 이겼습니다."

05 보호자는 경제적으로 어렵다

치매 환자의 가족은 경제적으로 심각한 문제에 부딪히게 됩니다. 환자를 돌보느라 경제 활동에 참여할 기회가 줄어들고 그로 인해 가계 수입은 감소하는 데 반해 치매 환자를 간호하거나 치료하는 비용은 증가하기 때문입니다.

더군다나 치매는 하루 이틀에 끝나는 병이 아닙니다. 장기간에 걸쳐 진행되는 병인 만큼 보호자들이 감당해야 하는 부담도 큽니다. 경제적인 문제 때문에 가족 간에 갈등이 생기고, 최악의 경우 서로 등을 돌리고 남남처럼 사는 경우도 많습니다.

경제적 어려움을 최소화하기 위해서는 가족들의 협조가 필요합니다. 또한 요즘은 치매 환자를 지원하는 제도도 많으므로, 이를 잘 이용하면 경제적 부담을 줄일 수 있습니다.

☐ 요양병원비를 혼자서 감당하기에는 경제적 부담이 너무 크다.
☐ 형제들이 비용을 일부 부담한다.
☐ 병원비를 받기 위해 기초수급을 신청했다.
☐ 미약하지만 정부와 기관의 지원이 도움이 된다.

혼자서 감당하기에는 경제적 부담이 너무 커요

시설에 모신다고 모든 문제가 해결되는 것은 아니에요. 치매를 앓는 어르신 중에는 지나치게 이상한 행동을 하거나 난폭하게 행동하는 분들이 있는데, 그런 분들은 시설에서 감당을 못해 집으로 돌려보내기도 하거든요.

우리 어머니도 좀 그랬어요. 성격이 온순하지 않아서 시설에 있는 분들을 힘들게 했던 모양이에요. 도저히 감당할 수가 없다고 해서 집으로 모셔올 수밖에 없었죠.

어머니가 집에 계시면 제가 일을 할 수가 없었어요. 그래서 사람을 불러 어머니를 돌보게 하거나 비싼 요양병원에 모셔야 했죠. 당연히 제가 해야 할 일이지만 혼자서 비용을 감당하자니 너무 부담이 크더라고요. 다른 자식들이 같이 부담해주면 좋겠다는 생각이 많이 들었죠.

형제가 넷인데
둘만 비용을 부담했어요

처음에는 제가 모든 걸 감당했어요. 그런데 8년쯤 간병을 했더니 더 이상은 힘들어서 못하겠더라고요. 맏이가 모든 책임을 지는 게 모양새는 좋지만 너무 힘들어서 형제들에게 보태달라고 했어요. 암과 달리 치매는 언제까지 사실지 모르는 거잖아요. 그래서 도움을 청했더니 막내만 부담을 덜어주고 다른 두 형제는 협조를 안 해주더군요.

상상 외로
경제적인 문제가 크더라고요

넉넉한 사람들은 모르겠지만 살림이 빠듯한 사람들은 치매 환자 돌보기가 정말 어려워요. 치매도 치매지만 나이가 들면서 아픈 데가 점점 많아지잖아요. 그만큼 병원에 갈 일도 많고, 약을 먹어야 할 일도 많죠. 어쩌다 병원에 입원이라도 하면 예상하지 못했던 큰 돈이 나가고요.

 편찮으신 분을 그냥 놔둘 수도 없고, 결국 이 병원 저 병원 모시고 다녀야 하니 쉬운 일이 아니에요. 또 치매 증상이 심해지면 혼자서 대소변을 보지 못하니까 기저귀를 채워야 하는데, 그 비용도 만만치가 않더라고요.

요양병원이 너무 비싸서 한 사람이 감당하기에는 벅차요

요양원은 경제적 부담이 덜하기는 한데 들어가기가 하늘의 별 따기잖아요. 요양원이 아니면 요양병원에 가야 하는데 너무 비싸요. 한 사람이 벌어서 부담하기에는 너무 벅차죠. 저는 형제가 없어서 혼자 감당해야 하거든요. 어떻게 생각하면 개인적인 일이니까 개인이 부담하는 게 맞겠지만, 요양원처럼 요양병원도 국가가 좀 보조를 해주면 좋겠어요.

다섯 남매가 돌아가면서 비용을 부담해요

다행인지 불행인지 우리는 형제가 많아요. 3남 3녀. 막내는 멀리 살기도 하지만 막내라서 빼고, 나머지 다섯 남매가 돌아가면서 병원비와 간병비를 부담합니다. 이제 1년이 조금 넘었으니까 한 사람당 두 번 정도 감당한 거죠. 1개월에 130만 원 정도 나오는데, 아직까지는 괜찮아요.

중간에 많이 아프셔서 입원 치료를 받았는데, 병원비가 1,200만 원 정도 나왔어요. 그때도 형제들이 똑같이 나눠서 부담했죠. 형제가 많고, 또 다들 어느 정도 능력이 있어서 비용을 분담할 수 있으니까 좋더라고요. 그래도 기간이 길어지면 모르겠어요. 상황이 오래 지속되면 아무래도 부담은 되겠죠?

엄마 병원비 때문에 기초수급자 신청을 했어요

처음에는 담당하시는 분이 자격이 안 될 거라고 해서 포기했다가 이게 아니다 싶어서 "안 돼도 좋으니깐 신청서를 달라."고 해서 신청을 했죠. 고맙게도 기초수급자가 되었어요.

기초수급자 신청을 한 가장 큰 이유는 엄마 병원비 때문이에요. 솔직히 먹는 것은 얼마 안 들지만 병원비는 많이 들잖아요. 나중에 엄마 상태가 심각해지면 몇천만 원이 들 수도 있어 기초수급자 신청을 한 거죠. 기초수급자들은 '의료보호' 혜택을 받아 병원비가 거의 들지 않거나 아주 적은 금액만 내도 되니까요. 형제들이 그다지 잘사는 것도 아니어서 비용을 분담할 형편이 안 되거든요. 엄마가 기초수급자가 된 뒤 경제적 부담이 많이 줄었어요.

정부가 정기적으로 보조해주는 약값이 큰 힘이 돼요

우리나라가 많이 발전한 것 같아요. 몇 년 전만 해도 치매 환자를 집에서 모시느라 가정이 거덜 난 경우를 많이 봤는데, 저는 많은 혜택을 받고 있어요. 정부에서 약값도 정기적으로 보조해주고 이런저런 도움을 많이 준 덕에 부모님을 모실 수 있어서 고맙게 생각하고 있어요.

미리 준비할 필요성을 느껴요

준비가 많이 필요한 것 같아요. 지금 제 나이가 40대 중반인데, 40대 초반에 어머니가 급격하게 나빠지는 걸 보면서 친구나 후배들한테 미리 준비하란 얘기를 많이 했어요. 특히 후배들한테요. 부모님들이 모두 연로하시거든요.

부모님이 나이 들고 병드는 건 당연한 일 아녜요? 피할 수 없는 일인데, 대부분의 사람들이 아무런 준비도 하지 않아요. 갑작스럽게 돌아가시지 않는 한 연세가 드실수록 병수발이 필요하죠. 아무런 준비를 하지 않은 상태에서 부모가 아프면 삶 자체가 마비될 수도 있어요. 부모와 자식 모두 고통스러운 상황이 되는 거죠.

사회적으로 제도를 만들어 도와준다 하더라도 한계가 있잖아요. 아주 작은 부분에 지나지 않거든요. 그래서 미리미리 준비를 해야 합니다. 보험을 들어놓는 것도 한 방법인 것 같아요. 형제들한테도 그런 얘기를 자꾸 해서 공론화할 필요가 있어요.

미리 준비해두면 부모가 치매에 걸려도 충격을 덜 받고, 경제적인 부담도 최소화할 수 있잖아요. 아무런 준비도 안 하고 있다가 갑자기 일이 닥치면 진짜 황폐해질 수 있어요. 미리 시간을 가지고 준비하고, 안 되는 부분은 도움도 청할 줄 알아야 해요. 병원 관계자들도 좀 알아두는 것이 좋고요.

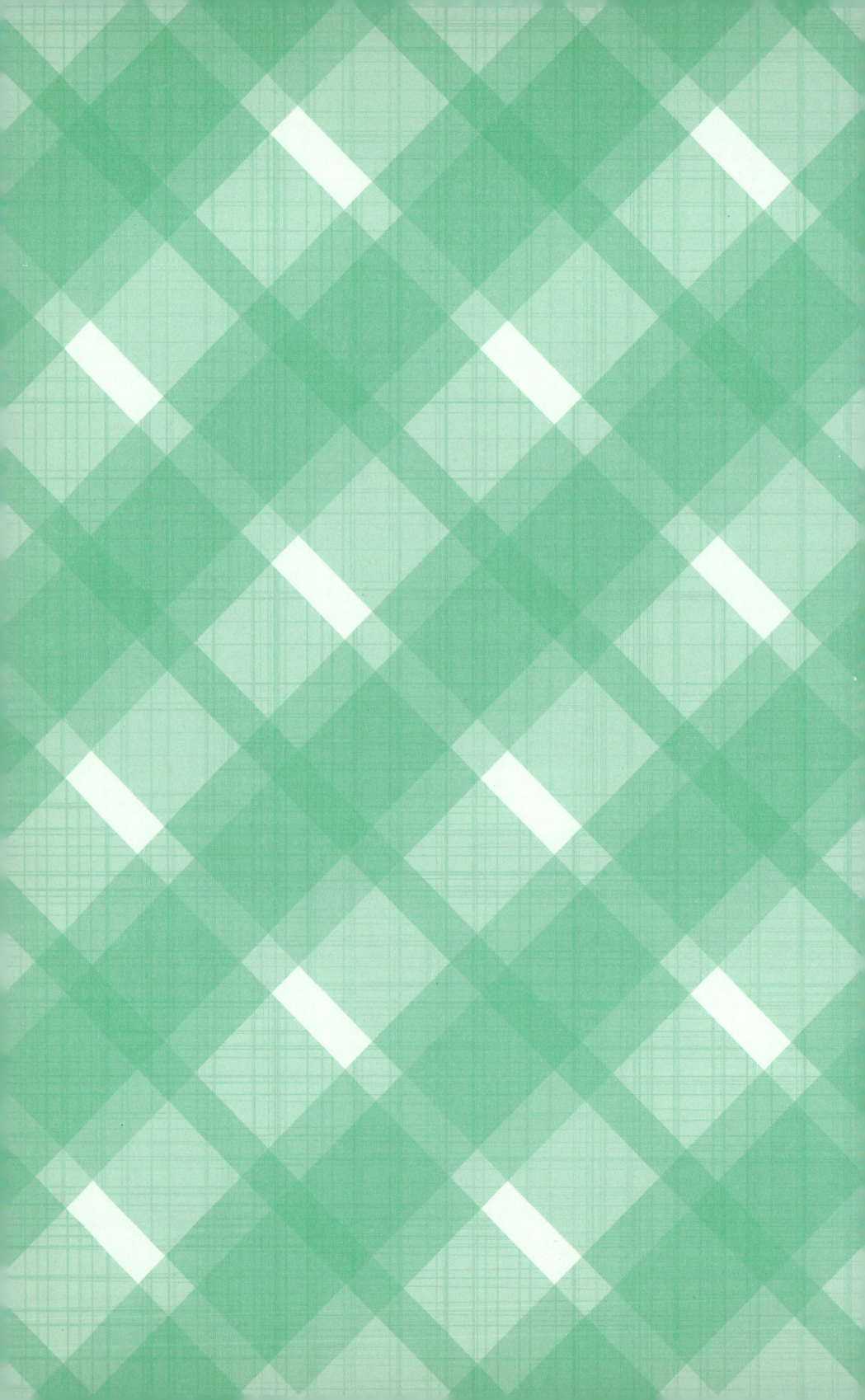

CHAPTER
04

치매, 내가 아닌 우리의 문제

01 치매 환자를 위한 의료 서비스가 나아갈 방향

치매는 이제 개인의 문제가 아닙니다. 고령화 사회로 접어들면서 한 집 걸러 한 집에 치매 환자가 있다고 해도 과언이 아닐 정도로 급속히 늘어나고 있습니다.

치매 치료는 상대적으로 어렵고, 많은 경험과 교육이 필요합니다. 그럼에도 아직 국내에서는 치매에 관한 병원의 관심과 비중이 매우 낮은 편입니다. 치매 전문의, 치매 전문 간호사와 치매 전문 보건인력 양성 역시 매우 미흡한 상태입니다. 따라서 치매 환자를 돌보는 보호자들의 고충은 더 클 수밖에 없습니다.

실제로 치매 관련 의료 서비스에 대한 보호자들의 만족도는 매우 낮습니다. 치매 환자가 급속도로 늘고 있음에도 이를 전문적으로 치료하는 병원도 많지 않고, 치매 검사나 진단을 받기도 힘들다는 불만이 많습니다. 이 밖에도 의료 서비스와 관련한 보호자들의 불만이 많았는데, 이는 향후 의료 서비스가 어떤 방향으로 가야 할지 알려주는 중요한 척도가 될 것입니다.

- ☐ 치매 전문 병원이 부족하다.
- ☐ 병원에서 치매 보호자도 함께 관리해주어야 한다.
- ☐ 고가의 약은 보험 처리가 필요하다.
- ☐ 질병의 특성상 급격한 상태 변화 진단이 쉽지 않다.

치매만 전문으로 진료하는 병원이 부족해요

많이 나아지기는 했지만 아직도 부족한 부분이 많은 것 같아요. 첫째, 전문 인력이 많이 부족하다고 느껴요. 치매는 보통 신경과에서 보잖아요. 치매 전문 진료과가 없으니까. 다른 분들은 모르겠는데 저는 신경과 선생님이 그다지 믿음이 가지 않아요. 신경과 교수님들 입장에서는 우리 어머니 한 분만 보는 게 아닐 테니 이해는 할 수 있어요. 얼마 되지도 않는 데이터를 가지고 진료하니까 전후 관계를 따지기도 어렵고 환자를 이해하기도 어렵겠죠.

하지만 엄마가 치매에 걸린 뒤 3년 가까이 열심히 병원을 다녔어도 큰 도움이 되는 것 같지는 않아요. 엄마의 증상이 어떤지 물어봐도 명쾌한 답변을 해주지 않고요. 물론 치매가 간단하게 설명할 수 있는 병은 아니지만, 이렇다 할 답변은 하지 않고 자꾸 검사만 받아보자고 하네요. 게다가 검사 후에도 결과에 대한 설명은 안 해주니 참 답답합니다.

오히려 제가 엄마의 상태에 관해 이러저러해서 이렇게 되지 않겠느냐, 이렇게 영향을 미치지 않겠느냐, 하는 식으로 말하면 의사는 항상 그럴 가능성도 있다고 대답합니다. 이렇게 뜬구름 잡는 식의 답변만 들으니 회의가 들어요. 보호자들의 궁금증에 속 시원히 대답해줄 수 있는 전문 인력이 많았으면 좋겠어요.

병원에서 치매 보호자도 함께 관리해주어야 한다고 생각해요

치매 환자가 있는 가정의 경우 보호자도 환자나 마찬가지예요. 그러니까 병원에서 치매 환자뿐만 아니라 보호자도 함께 관리해줬으면 좋겠어요. 환자를 돌보면서 보호자들이 엄청나게 스트레스를 받거든요. 또 환자가 이상한 행동을 할 때 어떻게 대처해야 하는지 잘 모르기 때문에 더 힘들어하는 경우가 많아요. 보호자의 입장에서, 보호자가 받는 스트레스나 고통을 이해하고 도움을 주었으면 좋겠어요.

보호자가 환자를 어떻게 대해야 하는지 알려주고, 보호자의 스트레스를 어떻게 풀 수 있는지 알려주면 큰 도움이 될 것 같아요. 스트레스를 풀 수 있는 운동법 등을 알려주고, 힘들고 아픈 보호자의 이야기를 들어주고 상담해주는 곳도 있었으면 합니다.

제가 겪어보니까 치매는 환자 한 사람의 병이 아니고 가족 구성원 전체의 병이에요. 환자를 돌보는 가족들이 받는 스트레스가 하나의 질병이 되고, 나아가 사회 문제가 되고, 더 넓게 보면 국가의 문제가 되는 거죠.

처방받은 약은 비싸더라도 보험 처리를 해주면 좋겠어요

어머니가 치매 진단을 받고 약을 계속 복용했어요. 그런데 알고 보니 그게 의료보험 대상이 아닌 고가의 약이었어요. 어느 날 어머니 담당 의사 선생님이 "이 약은 보험이 안 되니까 다른 약으로 바꿔볼게요." 해서 알게 된 거죠. 그동안 좋은 관계를 유지하고 있었던 덕분인지, 우리의 경제적 부담을 덜어주고 싶으셨던 것 같아요. 그래서 흔쾌히 그렇게 하시라고 했지요.

그런데 약을 바꾸고 나서 문제가 생겼어요. 약이 어머니한테 안 맞았던 거예요. 한번은 상태가 너무 나빠져서 계속 울고, 일어나지도 못하셨어요. 어머니도 상태가 심상치 않다는 걸 느꼈는지 "누구누구 좀 불러라. 누구누구도 봐야겠다. 사람들 다 불러라." 하고 성화를 하셨죠. 그리고 끼고 있던 반지와 목걸이를 제게 주시면서 "이제는 이것도 네가 갖고 있어라." 하시더라고요.

그때는 정말 어머니가 금방 돌아가시는 줄 알았어요. 걱정은 되지만 한편으로는 어쩔 수 없는 일이라고 체념했는데, 가만히 생각해보니까 약을 바꾼 뒤부터 어머니 상태가 나빠진 거 같았어요.

그래서 바로 선생님께 전화해서 약을 바꾸고 더 안 좋아지셨다고 말하니까 원래 복용하던 약으로 바꿔주셨어요. 그랬더니 차츰 회복되더라고요.

고가의 약이라도 의사 선생님이 처방을 해주는 것은 건강보험 혜택을 받을 수 있으면 좋겠어요. 하루 이틀 복용하고 말 것도 아니고, 환자에게 잘 맞는 약이 있는데 값이 비싸다고 환자에게 맞지도 않는 싼 약을 복용할 수는 없는 일이잖아요. 정책적으로 해결책이 나오길 바랍니다.

환자가 힘들어하는 검사, 의미가 있나요?

치매 검사는 주로 질문과 답 형태로 이루어지더라고요. 검사는 한 시간 정도 걸리는데, 그 과정을 지켜보면서 '이걸 꼭 해야 하나?'라는 생각을 했습니다.

꼭 필요한 것인지는 몰라도 상당수의 질문이 환자가 대답할 수 있는 게 아닌데, 그걸 꼭 해야 하는지 모르겠어요. 휠체어에 앉은 채 뭔지도 모르는 내용을 듣고 답하려니 나중에는 힘들다며 짜증을 내시더라고요.

치매 검사를 너무 길게 하지 않았으면 좋겠어요

병원에 갈 때마다 검사하는 게 몇 가지 있어요. 그때마다 느낀 건데 검사가 너무 많더라고요. 전문가는 딱 보면, 몇 가지만 체크해 보면 상태를 아는 거 아닌가요? 조금만 대화를 나눠봐도 알 수 있을 텐데, 행정적인 필요 때문에 검사를 길게 하는 것 같은 느낌이 들어요. 그런 건 안 했으면 좋겠어요. 검사 후 별다른 조치를 해주는 것도 아닌데 검사만 길게 하면 뭐 합니까?

치매 검사가 너무 의례적인 것 같아요

치매 검사는 기본적인 검사 이외에 다른 검사도 있는데, 다분히 의례적이라는 생각이 들었어요. 환자의 상태를 감안해서 꼭 필요한 검사만 하는 것 같지가 않더라고요.

　예를 들어 인지 검사는 좀 더 전문적이었으면 좋겠다는 생각이 들었어요. 검사하는 사람이 무엇을 체크하는지 관심 있게 지켜봤는데, 처음 본 환자의 상태를 정확하게 체크하는 게 쉬운 일은 아니지만, 엄마의 상태를 제대로 체크하지 못하더라고요. 부족함을 많이 느꼈죠.

치매 진단을 받기가 너무 힘들어요

치매 진단을 받기가 참 힘들더라고요. 진단을 받을 때는 정신이 말짱하다가 집으로 돌아오면 딴 짓을 하시거든요. 치매 환자도 낯선 곳에 가면 정신을 차리려고 애를 쓰는 것 같아요. 병원에 가면 멀쩡한 사람처럼 묻는 말에 대답도 잘하고, 의젓하게 행동하는 걸 보면 말이에요. 그래서 몇 번씩이나 검사를 하고야 겨우 치매 진단을 받을 수 있었어요. 이런 점을 감안해서 치매 진단을 했으면 하는 바람이에요.

의사가 환자를 야단쳐도 되나요?

남편이 자꾸 병원에 안 간다고 해서 왜 그러냐고 물었더니 의사가 싫어서 그렇답니다. 약을 잘 안 먹는다고 의사가 자꾸 야단을 쳤대요. 그때는 치매 진단을 받기 전이고 의사도 몰랐으니까 "약 잘 먹어라." 하고 야단칠 수도 있었겠죠. 하지만 그때 기억 때문인지 치매 진단을 받은 지금도 여전히 병원에 가기 싫어해요.

지금 생각해보면 참 아쉬워요. 환자가 말을 잘 안 들으면 "다음에는 꼭 보호자랑 같이 오세요." 해서 보호자한테 설명을 자세히 해주고 환자를 설득했으면 좋았을 텐데……. 치매 환자는 야단치면 안 되는데 의사가 야단을 치는 바람에 상황이 더 어려워졌죠.

제가 직장에 매여 있는 몸이라서 남편이 병원에 갈 때마다 따라갈 입장이 못 돼요. 그래서 한번은 방학을 맞은 딸이 남편을 데리고 병원에 갔습니다. 딸한테는 남편이 의사한테 혼나서 병원 가기 싫어한다는 얘기를 전혀 안 했죠. 그런데 아무것도 모르고 병원에 다녀온 딸이 "엄마, 의사 선생님이 좀 불친절해." 그러더라고요. 왜 그렇게 느꼈느냐고 물으니까 의사가 환자는 쳐다보지 않고 모니

터만 보며 얘기를 하더래요. 의사가 환자를 좀 더 친절하게 대해줬으면 좋겠어요.

02 요양시설의 현황과 개선점

치매 환자 및 장기간 간병이 필요한 노인 환자가 늘어나면서 요양원이나 요양병원 같은 요양시설이 많이 생기고 있습니다. 지속적으로 요양보호가 필요한 치매 환자를 위한 장기요양시설은 핵가족 시대, 초고령화 시대에 꼭 필요하기 때문입니다. 하지만 아직까지 미흡한 부분이 많습니다. 단기간에 요양시설이 급증하다 보니 경우에 따라 기본적인 조건도 충족하지 못한 곳들이 있는 것도 사실입니다.

직접 돌보지 못해서 환자를 요양시설에 보낸 보호자들은 여러 가지 어려움을 토로합니다. 시설 자체에 대한 불만도 있고, 시설에 근무하는 분들의 전문성부족에 아쉬움을 표하는 보호자들도 있습니다.

보호자들은 대부분 도저히 집에서 환자를 돌보기 어려운 상황일 때 어쩔 수 없이 요양시설에 환자를 모십니다. 그만큼 마음이 아프기 때문에 환자들이 집에 있을 때보다 더 편안할 수 있기를 바랍니다.

- ☐ 치매 진행 단계와 유형에 따른 요양시설이 있었으면 좋겠다.
- ☐ 입소 절차가 간단해졌으면 한다.
- ☐ 환자를 위한 다양한 프로그램이 필요하다.
- ☐ 환자를 이해해주는 친절한 요양사가 있는 시설이 좋다.

치매 진행 단계와 유형을 감안해서 요양시설을 만들면 좋겠어요

치매 환자들만 전문적으로 돌봐주는 요양시설은 많지 않은 것 같아요. 노인요양원이나 요양병원도 치매 환자만 보는 게 아니라서 한계가 있는 것 같습니다.

또 치매도 유형이 다양하잖아요. 말은 하지만 의사소통이 안 되는 사람이 있고, 몸을 아예 못 움직이거나 도움을 받아야 조금 움직일 수 있을 정도지만 의사소통은 되는 사람, 자꾸 밖으로 나가려는 사람 등 여러 유형인데, 다 똑같은 치매 환자로 대하는 게 아쉽습니다.

치매 진행 단계와 유형을 감안해서 전문적으로 관리해주는 요양시설이 있었으면 하는 바람이에요. 그런 시설이 있으면 환자를 요양원에 보내도 마음이 놓일 것 같아요.

시설도 부족하고, 입소 절차가 너무 까다로워요

요양시설이 많이 생겼다고는 하지만 막상 치매를 앓는 어르신을 모시려고 하면 마땅한 시설이 없어요. 또 입소 절차는 왜 그렇게 까다로운지……. 환자의 병력에 대해 기재해야 할 것도 많고, 건강과 관련해서 검사를 해오라는 항목도 많아요. 그렇게 준비하는 것만 해도 시간이 꽤 걸리는데, 마음에 드는 시설은 워낙 대기자가 많아 오래 기다려야 해요. 그래서 힘들어하는 보호자가 많더라고요.

시설의 입소 절차가 간단해졌으면 좋겠어요. 꼭 필요한 것 외에는 준비 서류도 최소화하구요. 그리고 시설의 숫자가 좀 더 많았으면 좋겠어요. 계속 요양시설에 모시는 게 아니라 집과 시설을 왔다 갔다 하는데, 시설에 갈 때마다 애를 먹습니다. 집 가까이에 있으면 좋지만 그렇지 않으면 멀리 지방까지 가야 하니까요. 지금도 시설을 알아봐야 하는 상황인데 마땅치가 않네요.

또 시설에서 우리처럼 짧게 왔다 갔다 하는 환자는 별로 반기는 눈치가 아니에요. 시설 입장에서는 오래 머무르는 환자를 좋아하겠지만, 우리처럼 1개월 정도 짧게 있다 가는 환자들의 입장도 배려해줬으면 좋겠어요.

요양병원에서 해주는 게 별로 없는 것 같아요

요양병원에 모셔놓고 보니 식사 챙기고, 기저귀 갈아주고, 약 챙겨 주는 것 외에는 환자에게 해주는 게 거의 없는 것 같아요. 우리 어머니는 누워 계시긴 했지만 정신이 어느 정도 있었어요. 운동을 시키면 조금 힘들어하기는 해도 할 수 있는 상태였죠. 원래 치매 환자들은 정신이 오락가락하니까 운동을 하자고 하면 순순히 따르지는 않잖아요. 본인이 싫다 해도 억지로라도 운동을 시키면 좋겠는데 전혀 그러지 않았던 것 같아요.

요양원 허가를 어떻게 내주는지는 모르겠지만 나라에서 운영하는 복지관이나 요양원들은 나름대로 환자를 위한 프로그램이 잘 되어 있다고 하더군요. 그런데 사설 요양병원은 달라요. 시설은 깨끗하고 좋을 수 있지만 운영하는 프로그램이 없어요. 있다 해도 몸을 스스로 움직일 수 있는 환자들만 참여할 수 있는 것이어서, 우리 어머니처럼 잘 움직이지 못하는 환자는 할 만한 것이 없어요. 아무것도 못하고 가만히 누워만 있으니 상태가 점점 나빠지는 건 당연하죠.

요양사들의 전문성도 부족한 것 같아요. 자식이 못하는 걸 대신 해주는 분들이니까 고맙기는 하지만, 그저 돈을 벌기 위해 일하는 분들 같다는 생각이 들어요. 환자를 귀찮아하는 게 느껴지기도 했고요. 그래서 다른 병원이나 집으로 모시려고 했더니 하필 어머니가 간농양에 걸리고 말았어요. 열이 38도, 39도까지 올라가 급히

대학병원으로 옮겼는데, 그때부터 의식이 없으시네요.

요양병원에도 치매 환자를 위한 프로그램이 있으면 좋겠습니다

엄마를 요양병원에 모셨는데, 요양병원에도 이런저런 프로그램이 있었으면 좋겠다는 생각이 들어요. 요양병원에 계시는 분들은 모습이 대부분 비슷해요. 무기력하게 멍하니 앉아 있다가 주는 밥 먹고, 잠이 오면 자는 거죠. 매일 똑같아요. 환자들이 그렇게 무기력하게 있지 않고 무언가를 할 수 있는 프로그램이 있었으면 좋겠습니다.

환자가 아무것도 못하는 상태라면 뭔가 보여주기만 해도 좋겠어요. 저는 요즘 종이접기를 배우고 있는데, 복잡하지 않은 것들은 나이 드신 분들도 충분히 따라 할 수 있을 것 같아요. 손가락을 이용하니까 치매 환자에게도 좋고, 꼭 치매 환자가 아니어도 도움이 되지 않을까요?

함께 모여 간단한 종이접기를 하면서 웃고 이야기를 나누면 환자들에게도 좋을 것 같아요. 그래서 언젠가는 요양병원에 계신 분들을 모아놓고 종이접기를 가르쳐보고 싶어요. 지금 배우는 종이접기를 병원에 있는 어르신들께 실제로 가르쳐줄 수 있을지는 모르겠지만, 어른들이 서로 얼굴 맞대고 무언가를 배우거나 잘하지는 못하더라도 종이접기 같은 걸 하면서 손을 움직이면 참 좋겠어요. 그런 간절한 마음으로 직접 종이접기를 배우고 있어요.

요양사들이 환자를 많이 이해해주면 좋겠어요

보호자 입장은 다 같을 거예요. 환자를 보는 게 얼마나 어려운 일인지는 잘 알죠. 직접 환자를 돌보는 게 너무 힘들어 시설로 모신 것이니 말 안 해도 그분들의 고충을 알아요. 하지만 요양사가 환자에게 소홀하면 정말 속이 상해요. 요양사도 사람인지라 환자가 힘들게 하면 짜증도 나고 화가 치밀기도 하겠지만 그래도 전문가잖아요. 환자니까 그러려니 하고 이해를 많이 해주셨으면 좋겠어요.

명절에도 요양원에서 환자를 책임져줬으면 좋겠어요

우리 어머니를 모신 센터는 명절이 되면 환자를 집으로 모셔가라고 해요. 센터에서 일하는 분들이 명절을 쇠러 가야 한다며 의무적으로 문을 닫더라고요. 명절이 아니어도 공사를 한다거나 다른 사정이 있으면 환자를 집으로 모셔가라는 연락이 와요. 저는 직장이 없어서 그나마 괜찮지만 직장 다니는 분들은 그럴 때마다 참 난감해하시는 것 같아요.

 명절에 꼭 문을 닫을 수밖에 없나요? 명절에는 보호자들이 쉬니까 환자를 모실 수 있다고 생각할 수도 있지만, 모시기 힘든 경우가 많거든요. 그럴 때는 어쩔 수 없이 다른 병원에 모시곤 해요. 아이들이랑 교대를 하면서라도 집에서 모실 수 있으면 좋겠지만 그마저도 여의치 않으면 병원에 모실 수밖에 없잖아요.

그런데 환자를 며칠만 맡길 수 있는 병원은 없어요. 그래서 아이디어를 짜낸 게 2박 3일 종합 건강검진이었어요. 한 달 동안 센터에 모시는 비용보다 훨씬 많은 돈이 들었지만, 그렇게라도 할 수밖에 없더라고요.

이런 보호자의 입장을 배려해서 명절에도 계속 환자를 돌볼 수 있는 제도를 마련했으면 좋겠어요. 예를 들면 명절을 쇠기 위해 자리를 비우는 요양사를 대신할 자원봉사 체제를 마련하거나 대체 인력을 투입하는 방법을 강구했으면 좋겠습니다.

> **치매 전문가의 FAQ**
>
> ## 병원 이외의 곳에서 치료 효과를 얻는 방법이 있을까요?

병원에서 약물 치료 등의 도움을 받더라도 결국 치매 환자의 상태는 나빠질 수밖에 없습니다. 치매는 진행성 질환이기 때문입니다. 또 치매가 진행되면 기억력만 떨어지는 게 아니라 정신행동 증상의 일부로 우울해지기도 하고 많이 위축되기도 합니다. 평소에 하던 걸 잘 못하게 되니까 자신감이 없어지면서 우울해지고 움츠러드는 환자가 많습니다.

하지만 치매를 치료하는 방법은 병원 치료만이 아닙니다. 사실은 거창하게 '치료'가 어쩌고 하기 전에 인간으로서 누려야 할 기본적인 생활만 누리게 해드려도 많이 좋아집니다.

예를 들어봅시다. 가족 중 치매 환자가 생겼는데 큰 문제를 일으키지 않고 얌전히 계시면, '어, 우리 어머니는 치매는 왔지만 얌전하게 계시는구나. 삼시 세끼 약과 밥을 잘 챙겨드리는 것으로 내 할 일은 다 했다.'고 생각하는 경우가 적지 않습니다. 물론 안 그러신 분들도 있겠지만.

하지만 그런 경우 약을 타러 온 환자의 얼굴이 오히려 굉장히 우울해 보이고 위축되어 있습니다. 그런 분들에게는 치매지원센터를 권하거나, 장기요양 등급을 받아 국가적인 혜택을 누릴 수 있으면 주간보호센터에 나가시라고 권합니다.

주간보호센터는 치료만 하는 곳이 아닙니다. 그곳에 가면 또래 친구들도 만나고, 돌봐주는 직원들이나 젊은 사람들도 만나기 때문에 삶에 활력이 생깁니다. 또 센터에 가기 위해 버스나 차를 타고 움직이는 것도 치료에 도움이 되고, 학교에 가거나 직장에 출근하듯이 규칙적으로 다니다 보면 생활에 리듬도 생깁니다. 또 외출을 해야 하니까 세수도 하고 꽃단장도 하면서 거울을 한 번씩 보게 되니까 여러모로 좋습니다.

주간보호센터에 가면 여러 가지 자극을 받습니다. 사회적인 자극, 정서적인 자극, 본인의 일상에서 받는 자극 등이죠. 옷매무새를 다듬고, 세수를 하고, 버스를 타는 것 등이 모두 치매 진행을 늦추는 좋은 자극들입니다.

사실 이런 건 젊은 사람이든 나이 든 분들이든 정상적인 생활을 하는 사람이면 누구나 하는 일인데, 치매 판정을 받으면 마치 안 해도 되는 사람인 것처럼 모시다 보니까 환자가 자극을 덜 받는 거죠.

특히 잘 만들어진 주간보호센터의 인지생활 프로그램에 참여하면 더할 나위 없이 좋습니다. 하지만 그런 프로그램이 없더라도 모여서 같이 떠들고, 다른 사람의 이야기를 듣고 웃으면서 기본적인 사회 활동을 할 수 있게 해드리는 것만으로도 상당한 치료 효과가 있습니다.

03 관련 제도, 이렇게 개선해야 한다

치매 치료의 핵심은 환자의 치료와 가족의 관심과 지지라고 할 수 있습니다. 이를 위해 환자를 돌보는 가족들의 고통에 대한 사회적 공감대가 절실합니다. 이제 치매는 개인의 문제가 아닙니다. 국가가 나서서 실효성 있는 사회적 배려와 돌봄 프로그램을 적극 지원할 필요가 있습니다.

치매 환자와 가족을 지원하는 제도는 있지만, 아직 많이 부족합니다. 치매 환자 보호자들이 원하는 제도 개선책은 다양합니다.

☐ 환자 돌봄의 주체인 치매 가족을 위한 다양한 시스템이 필요하다.
☐ 사회적 차원에서 치매에 대한 전반적인 교육 서비스를 강화해야 한다.
☐ 치매 보호자들을 위한 대화의 공간이 있었으면 좋겠다.
☐ 휴직했다가 다시 직장으로 돌아갈 수 있는 봉양휴직제가 있었으면 한다.

환자 가족을 지원하는
시스템을 강화했으면 해요

요즘은 치매지원센터 시스템이 비교적 잘되어 있는 것 같습니다. 구 단위로 복지관이나 보건소에 센터가 마련되어 있어 치매 환자들이 많은 도움을 받을 수 있죠. 그런데 환자 가족을 지원하는 제도는 아직 미흡한 것 같아요. 환자가 있는 집에 방문해서 도움을 주는 제도가 있기는 한데, 워낙 인력이 부족하다 보니 실질적인 도움을 받기는 어렵습니다.

저는 경기도 양평에 사는데, 담당자 한 분이 두 개 면을 맡고 있어요. 양평은 워낙 면적이 넓어서 두 개 면을 다 돌려면 시간이 정말 많이 걸리거든요. 그러다 보니 한 집에서 머물 수 있는 시간이 30분이 채 안 돼요. 30분으로 할 수 있는 일이 별로 없잖아요? 환자의 질병 상태나 의견을 잠깐 들어주는 것 말고 관리까지는 엄두도 못 내죠.

환자의 질병 케어도 중요하지만 가족에 대한 지원도 그에 못지않게 중요하다고 생각해요. 환자를 돌보는 보호자들 중에는 운전도 못하고, 몸을 움직이기가 힘든 연로한 어른도 많은데, 그런 분들이 센터를 직접 찾아다니면서 지원을 받기는 어렵거든요. 그러니까 지자체에서 인력을 더 보강해서라도 연로한 보호자들을 직접 찾아가서 지원해줬으면 좋겠습니다.

보호자를 위한 교육 시스템이 있으면 좋겠어요

제가 잘 모르는 것일 수도 있지만, 지방에는 환자 가족을 위한 교육 시스템이 없는 것 같아요. 방문 서비스나 주간보호센터가 있지만 몇 시간만 환자를 돌봐주기 때문에 나머지 시간은 몽땅 보호자의 몫이죠. 그 나머지 시간을 환자가 잘 보내도록 하는 게 중요하다고 생각해요. 비록 인지능력은 떨어졌지만 환자가 '사는 보람을 느꼈어.' 혹은 '나도 살아서 할 수 있는 일이 있어.'라는 마음을 갖게 하고 싶어요. 반대로 나머지 시간 동안 '죽고 싶어. 내가 왜 이렇게 살아야 할까?' 이런 생각만 한다면 국가에서 애써 지원하는 게 의미가 없잖아요. 환자가 국가에서 지원받는 이외의 시간을 즐겁게 보내려면 보호자의 역할이 중요하다고 봅니다. 사실은 보호자들도 어떻게 해야 환자가 좋은 생각을 하고, 편안해하는지 잘 모르는 경우가 많아요. 환자에게 잘해주고 싶어도 방법을 모르는 거죠. 치매가 어떤 병인지 잘 모르는 분도 많고요. 그러니까 보호자들을 교육시키는 시스템이 있었으면 좋겠어요. 지자체에서 전문 강사를 초빙해 어떤 식으로 치매 환자를 케어해야 한다고 교육하는 시스템이 있으면 많은 도움이 될 것 같아요.

비슷한 환자 가족끼리 정보를 공유할 수 있었으면 좋겠어요

치매 환자를 11년 동안 돌보면서 느낀 건데, 환자들의 상태는 다 똑같은 것 같아도 각각 달라요. 예를 들어 저는 초로기 치매 환자의 보호자인데, 초로기 치매 환자는 노인성치매 환자와 같이 생활하면 역효과가 나는 것 같아요. 어느 정도 주변 상황을 판단할 수 있고 나름대로 자존심도 있기 때문에 중증 치매 환자를 보면서 더 괴로워하더라고요. 그래서 초로기 치매 환자 가족은 초로기 치매 환자 가족끼리 모여서 정보를 공유할 필요가 있는 것 같아요.

치매 환자 보호자를 위한 대화 공간이 필요해요

치매 환자 보호자들이 언제든지 답답할 때 가서 스트레스를 풀 수 있는 수다방 같은 공간이 있었으면 좋겠어요. 국가나 지자체에서 보호자라면 누구나 드나들면서 정보도 공유하고, 답답한 마음 하소연도 하면서 위로도 받고, 스트레스도 풀 수 있는 공간을 제공해 주면 한결 든든할 것 같아요.

환자와 함께 생활하다 보면 미칠 것 같은 순간이 많은데, 너무 화가 나서 집을 나와도 막상 갈 곳이 없어요. 그럴 때 보호자를 위한 공간이 있으면 편하게 가서 차도 마시고 수다도 떨 수 있잖아요.

치매 환자의 일상을 적나라하게 보여주는 영상이 필요해요

치매 환자에 대한 이해를 돕는 현실적인 영상 교육 자료가 있어야 할 것 같아요. 지금도 〈그대를 사랑합니다〉와 같은 치매를 다룬 영

화나 영상을 보여주기는 하지만, 너무 훈훈해서 현실성이 없어요. 실상은 그렇지 않거든요. 아파서 그런 거지만, 결코 아름답지 않고 지저분하고 보기 힘든 모습이 많아요.

치매를 올바르게 이해하려면 적나라한 현실을 보여줘야 한다고 생각해요. 일반인에게까지 보여줄 필요는 없겠지만 적어도 보호자들에게는 현실을 정확히 알려줘야죠. 치매 환자들의 이상 행동과 상태를 가감 없이 영상에 담아 보여주면서 대처 방법들을 알려줘야 실제적인 도움이 된다고 생각해요.

치매 환자들을 위한 대중 화장실이 있었으면 좋겠어요

전철이나 버스처럼 대중교통을 이용할 때는 화장실이 제일 문제더라고요. 겪어보지 않은 사람들은 이해할 수 없을 거예요.

대중교통을 이용할 때는 보통 환자들을 휠체어에 태우잖아요. 잘 움직이지 못하니까요. 그런데 화장실에 가야 하는 경우 많이 곤란하더라고요. 환자와 보호자가 동성이면 그나마 괜찮은데, 나처럼 아내를 데리고 다녀야 하는 사람은 정말 곤란하죠.

한번은 아내를 데리고 나갔다가 화장실에 가고 싶다고 해서 여자화장실에 들어갔는데, 난리가 났어요. 환자니까 배려를 해주었으면 좋겠는데 그러질 않아서 할 수 없이 남자화장실에 데리고 갔죠. 그랬더니 이번에는 남자들이 이상하게 쳐다보더라고요.

환자 혼자서는 일을 볼 수 없으니까 화장실 문을 열어놓아야 하는데, 그것도 사람들이 불편해하더군요. 이렇게 사람들의 시선이 따가우니까 점점 아내를 데리고 다닐 수 없게 되더라고요. 사람들이 배려를 좀 해주거나 치매 환자들이 사람들의 눈치를 보지 않아도 되는 전용 화장실이 있었으면 좋겠어요.

봉양휴직 제도를 만들면 어떨까요?

치매 환자는 친숙한 환경에서 모시는 게 제일 좋다고 알고 있어요. 힘들어서 그렇지 시설보다는 집이 더 낫다는 거죠. 우리는 그래도 다행스러운 상황이었어요. 제가 일을 그만둬도 괜찮은 환경이었고, 언니랑 같이 지내니까 서로 협력해서 엄마를 모실 수 있었죠. 내가 주로 엄마를 돌봤지만 언니가 있어서 잠시라도 눈을 붙일 수 있었거든요.

집에서 모실 수 없는 상황이라 시설로 모신다는 건 알지만, 잠시 동안만이라도 집에서 모시는 게 좋지 않을까요? 가족 해체도 심각한데, 그런 시도도 안 하고 아픈 부모를 시설로 보내면 그걸 보고 자란 아이들이 '엄마 아빠도 병들면 시설에 보내버리면 되네.'라고 생각할 것 같아요.

아픈 부모를 모실 수 있도록 제도적인 장치를 마련하는 것도 좋겠어요. 환자를 직접 모시고 싶어도 직장 때문에 그러지 못하는 분도 많잖아요. 그런 분들을 위해 육아휴직처럼 봉양휴직을 할 수 있는 기회가 있었으면 좋겠어요. 1년이든 2년이든 일정 기간 휴직을 하고 부모를 돌보다가 다시 직장으로 돌아갈 수 있다면 지금보다는 더 많은 사람이 아픈 부모를 직접 모실 수 있지 않을까요? 공무원은 '간병휴직'이 있다고 하더군요. 공무원뿐만 아니라 공기업과 일반 기업에서도 이런 제도를 마련하면 좋겠습니다.

치매센터에 젊은 치매 환자를 위한 프로그램이 있었으면 해요

치매 병원이나 센터에서 운영하는 프로그램은 대부분 노인 치매 환자들을 위한 것이어서 제 남편처럼 젊은 치매 환자에게는 맞지 않는 것 같아요. 치매 프로그램 중에 회상 치료라는 게 있는데, 그건 특히 남편에게 별 도움이 되지 않았어요.

미술 치료가 괜찮을 것 같아서 데리고 갔더니 "내가 무슨 미술을 배우고 앉아 있겠느냐."고 싫어했는데, 원예 치료는 좋아하더라고요. 원래 화초 가꾸고 채소 키우는 걸 좋아해서 원예 치료는 지금까지 잘 다니고 있어요.

원예 치료처럼 제 남편 같은 젊은 치매 환자를 위한 프로그램이 많았으면 좋겠어요. 아이들 수학책에 '홀수 동그라미 치기, 짝수 동그라미 치기, 배수 동그라미 치기' 같은 걸 하는 부분이 있더군요. 그 정도 수학은 할 수 있으니까 쉬운 수준의 수학 공부를 할 수 있는 프로그램도 맞을 것 같아요. 젊은 치매 환자가 많지 않아서 따로 프로그램을 운영하기가 힘들지는 몰라도 가족 입장에서는 절실하네요.

약간의 강제성을 띤 봉사활동 제도가 있으면 좋겠어요

저는 고등학생 딸과 함께 정기적으로 봉사활동을 다녔어요. 치매 어르신들을 돕는 봉사활동인데, 주로 식사 시간에 맞춰서 갔죠. 아무래도 식사 시간에 손이 제일 딸리거든요. 치매가 진행되면 대부분 자기 손으로 식사를 못하는데, 몇 명 안 되는 직원들이 환자를 한 사람씩 맡아서 식사를 돕는 실정이라 우리가 가면 제법 도움이 됐죠.

우리가 다닌 치매센터는 회사나 단체와 연계되어 있어 봉사를 하면 포인트 점수를 줘요. 아무런 조건 없이 순수한 마음으로 봉사하는 것도 좋지만 약간은 강제적으로 동기부여를 하는 것도 나쁘지 않을 것 같아요. 센터와 연계된 기업에서는 인사고과에 봉사점수를 반영하나 보더라고요. 그래서 토요일 점심때 가보면 직장인들이 설거지도 하고, 치매 어르신 식사도 돕고 그래요. 사실 우리 딸도 봉사활동 점수가 필요해서 갔지만, 그렇게라도 봉사를 하면 좋은 것 아닌가요?

건강검진에서 인지기능 테스트를 실시하면 좋겠어요

치매도 초기에 발견해 빨리 치료를 시작하면 진행을 최대한 늦출수 있다고 들었어요. 우리나라는 건강보험관리공단에서 전 국민을 대상으로 건강검진을 하잖아요. 여기에 인지기능 테스트도 넣었으면 좋겠어요. 인지기능 테스트로 초기 치매를 얼마나 잡아낼 수 있는지는 모르겠지만, 정기적으로 테스트를 해서 최대한 빨리 치매를 발견하고 관리하면 심각한 치매로 진행할 가능성이 많이 줄지 않을까요?

새로운 제도 도입 시기를 제대로 알려주세요

2013년에 보건복지부에서 2014년 7월부터 "가벼운 치매 환자도 등급을 주어 지원을 받을 수 있도록 하겠다."고 발표했습니다. 너무 반가워서 2014년 7월이 되자마자 등급 신청을 했어요. 등급을 받으면 집으로 요양사가 오니까 다만 몇 시간이라도 남편이랑 공원을 돌거나 놀아줄 수 있잖아요. 그 시간에 볼일도 보고, 치매 관련 교육도 받고 싶은 마음이 간절했죠.

남편이 치매가 심한 편은 아니에요. 그래서 그런지 신청할 때 굉장히 화를 내더라고요. 자존심이 상한 모양이에요. 다행히 남편을 봐주던 의사 선생님이 남편한테 "등급 받는 것도 괜찮다."고 얘기해줘서 신청했는데, 등급 판정을 하러 나온 사람이 보더니 중증 치매여야 한다는 거예요.

화가 나서 보건복지부에 "그러면 왜 가벼운 환자도 등급을 내준다는 발표를 했느냐. 우롱하는 거냐. 차라리 발표를 하지 말지."라고 항의했더니 "우리나라는 아직 더 있어야 한다. 발표는 했지만 아직 더 있어야 한다."라는 식으로 얘기하더라고요.

광장히 속상했어요. 등급을 못 받은 게 속상한 게 아니라 남편한테 상처를 준 게 더 속이 상한 거예요. 제발 생색내기용으로 발표부터 하지 말고, 언제부터 새로운 제도가 도입되는지 정확히 알려주세요.

치매 전문가의 FAQ

공공기관은 어떻게 치매 환자를 돕고 있나요?

치매 환자가 급증하면서 국가 차원에서 치매 환자와 가족들을 지원하는 기관이 많이 생기고 있습니다. 지원 방법은 서울과 전국이 다소 다릅니다.

치매지원센터라는 말을 쓰는 곳은 서울뿐입니다. 서울에는 25개 자치구가 있는데, 한 구에 하나씩 치매지원센터를 두고 있습니다. 예전에는 노인복지법에 근거해 치매지원센터를 설립했는데, 지금은 치매와 관련되는 부분이 치매관리법으로 옮겨와 두 법에 근거해서 센터를 만들고 있습니다.

두 법에 따르면, 각 자치구의 보건소마다 치매상담센터를 두게 되어 있습니다. 또한 치매 환자를 담당하는 사람을 배치해야 하며, 담당하는 사람은 어떤 자격을 갖춰야 한다는 것까지 명시되어 있습니다. 치매상담센터는 치매에 관한 상담과 조기검진 및 치매로 확인된 분들에게 필요한 서비스를 연계해줍니다.

가족들이 치매에 걸린 것은 아닌지 걱정되지만 돈이 없는 서민들은 병원에 턱턱 가서 진찰을 받아보기는 어렵잖아요. 그러니까 상의도 해보고, 치매가 맞는 건지 검사도 받아볼 수 있도록 지역 차원에서 효과적으로 도와야 한다고 생각해서 상담센터를 만든 것입니다.

하지만 뜻과는 달리 전국적인 상담센터는 인력이 터무니없이 부족해서 인원이 단 한 명인 곳도 있습니다. 실효성도 없고, 제대로 활용도 안 된 채 방치되어 있었던 것이나 마찬가지입니다. 이런 상황에서 몇몇 뜻 있는 전문가들이 계속 제안을 한 덕분에 서울시에서도 치매지원센터를 설립하기 시작했습니다. 2006년에 시작해서 2007년에 처음으로 4곳을 설립했고, 단계적으로 2010년까지 25개 센터가 들어섰습니다. 현재는 치매지원센터에서 일정한 프로그램들을 운영할 수 있도록 계속 연구와 교육을 하고 있습니다. 각 지원센터는 해당 구에 거주하는 주민들을 대상으로 서비스를 하고 있습니다.

04 사람들의 잘못된 인식 개선이 먼저

치매는 어느 누구도 자유로울 수 없는 질병입니다. 나이가 들면 몸만 늙는 것이 아니라 뇌도 늙습니다. 치매는 뇌가 노화해서 생기는 인지장애입니다.

치매는 한번 걸리면 점점 심해지면 심해졌지 나을 수 없는 불치병이라 생각하는 사람이 많습니다. 하지만 치매는 불치병이 아니라 예방과 치료·관리가 가능한 질환이라고 보는 인식의 전환이 필요합니다.

치매에 대한 부정적인 인식을 개인의 힘으로 바꾸기는 어렵습니다. 보호자들은 치매 환자에 대한 사람들의 잘못된 인식을 바꾸려면 사회적·국가적 차원의 지원이 필요하다고 입을 모으고 있습니다.

- ☐ 치매 단계별 환자의 모습에 대한 인식이 필요하다.
- ☐ 요양시설에 모시는 것에 대한 인식 전환이 있어야 한다.
- ☐ 전문 간병인도 시설에 대한 인식 전환에 이바지할 수 있다.

치매 단계별로 다양한 환자의 모습에 대한 인식이 필요해요

치매, 치매 하지만 사실은 치매를 제대로 알고 있는 사람은 많지 않은 것 같습니다. 터무니없이 엉뚱한 소리를 해대거나 대소변을 가리지 못하는 정도가 되어야 치매지, 경미한 치매는 치매라고 생각하지도 않더라고요.

우리 어머님은 일상생활은 어느 정도 가능해요. 기억력이 좀 떨어지고, 간혹 집을 나가셨다 못 찾아오실 때가 있는 정도죠. 평소에는 멀쩡히 잘 찾아오시다가 어떤 때는 집도 못 찾을 정도로 이상한 상태가 되니까 갈피를 잡을 수가 없어요.

치매 진단은 받으셨지만 말짱할 땐 너무 말짱하시니까 가족들도 헷갈려요. 그래서 어머니가 엉뚱한 소리를 할 때 '치매 환자니까.' 하지 않고 말씀을 곧이곧대로 받아들여서 갈등이 생기는 경우도 있었어요.

예를 들어 어머님이 "배가 고파 죽겠는데, 나한테는 밥도 안 주고 저희들끼리 나가서 맛있는 것 먹었다."고 말씀하시는 걸 치매 환자의 엉뚱한 소리로 듣지 않고 '그 집 자식들이 엄마를 그렇게 했단 말이지?' 이렇게 받아들이는 거죠. 해명할 방법도 없고, 속만 상합니다.

치매 환자를 환자로 인정해야 해요

치매 환자는 특히 환자라고 인정하고 대하는 것이 중요해요. 환자가 아니라 정상적인 사람이라는 전제하에 대화를 하기 때문에 미친 듯이 답답하고 감정 조절이 안 되거든요. 그럴 땐 '이 사람은 환자다. 뇌에 이상이 생겨서 도저히 나와 대화를 나눌 수 있는 상태가 아니다.'라는 걸 인정해야 해요. 그러지 못하면 '어떻게 저런 말을 할 수가 있지? 왜 나를 이렇게 대하는 거지?'라는 생각이 들면서 자꾸 상처를 받게 됩니다.

 제 아들들의 경우 환자를 환자로 인정하니까 마음의 상처를 덜 받는 것 같아요. '할머니는 환자다. 엄마와는 전혀 다른 세계를 가지신 분이다.'라고 생각하니까 할머니의 엉뚱하고 이상한 말과 행동이 하나도 상처가 안 되고 오히려 귀엽게 느껴지는 모양이에요. 마치 어린아이가 엉뚱한 소리를 하고 엉뚱한 짓을 하는 게 귀엽듯이 개네들 눈에는 할머니가 그렇게 보인답니다.

예쁜 치매도 있다는 것을 알았으면 좋겠어요

치매를 부정적으로 보는 사람이 많은 게 당연하죠. TV 드라마나 질병 프로그램에서 치매를 극단적인 모습으로 보여주는 경우가 많으니까요. 그런데 치매 환자의 폭력적인 모습이나 인격적으로 와해된 극단적인 모습을 주로 보여주니까 '저 병은 절대 걸리면 안 돼. 우리 가족 중 누가 저런 병에 걸리면 당장 어디로 모실 거야.' 라고 생각하게 되는 것 같아요. 또 아직 치매가 아닌 분들조차 "내가 치매에 걸리면 꼭 시설로 보내라."라고 말하는 경우도 있어요. 자식들을 힘들게 하지 않겠다는 부모의 마음인 거죠.

하지만 치매는 감당하기 힘든 끔찍한 병만은 아니에요. 예쁜 치매도 있거든요. 물론 어느 순간 견디기 힘든 상황이 오기도 하지만 그 시기만 지나면 괜찮아져요. 폭력적인 모습을 보이는 기간은 생각보다 그리 길지 않아요. 그런데 그 시기를 못 넘기고 시설로 모시는 경우가 많은 것 같아 안타까워요.

우리 어머니는 치매이긴 하지만 예쁜 치매에 가까워요. 치매에 걸리기 전에도 조용한 분이었지만 제가 치매 공부를 하면서 나름 잘 극복한 것 같아요. 다른 분들도 치매에 대해 조금만 숙지한다면 얼마든지 함께 잘 지낼 수 있을 거예요. 저는 어머니 때문에 힘든 적도 많지만 또 어머니 때문에 웃기도 참 많이 웃었거든요.

환자의 지저분한 모습 대신
좋은 모습을 많이 보았으면 해요

부모가 치매에 걸려 요양시설에 모신 친구들이 있어요. 그 친구들이 주로 한 얘기는 "똥도 못 가린다.", "있지도 않은 엉뚱한 얘기만 한다.", "밥을 죄다 흘려서 혼자서는 먹지도 못한다."와 같이 답답하고 우울한 얘기들뿐이었어요. 시설로 찾아뵈어도 우울하고 가슴 아픈 모습만 보니까 보러 가고 싶지가 않다고들 하더라고요.

하지만 막상 아내를 시설에 맡기고 왔다 갔다 해보니까 친구들 얘기가 전부 맞는 건 아니더라고요. 아내가 저를 몰라보는데도 저만 가면 반가워서 웃거든요. 친구들은 "너 거기 왜 가냐?" 그래요. 그러면 나는 "야! 이놈아! 마누라가 내 얼굴을 똑바로 알아. 나만 가면 반가워서 웃어, 인마. 나만 보면 혈색이 도는데, 어떻게 안 가냐?"라고 대꾸하죠. 실제로 환자들은 웃을 일이 없어요. 하루 종일 멍하게 앉아 있을 때가 많아요. 그런 아내가 제 얼굴을 보고 한 번이라도 웃는데, 어떻게 안 갑니까? 가야지.

시설에 계신 환자들이나 할머니들이 저한테 말도 시키고, 제가 우스갯소리를 하면 우스워 죽겠대요. 그렇게 좋아하는 모습을 보면 저도 기분이 좋아집니다.

치매가 아닌
노화의 과정이라 생각해요

흔히 치매를 무서운 병이라고 생각하잖아요. 하지만 저는 병이라

기보다는 한 인간이 살아가면서 오랫동안 사용한 뇌가 쇠퇴해가는 과정이라는 생각이 들어요. 그래서 누가 물어보면 엄마가 나이가 많아 그렇게 된 것이라고 하지 치매라고 말하지 않아요. 그냥 연세가 드셔서, 아흔다섯 살까지 사셨으니까 자연스럽게 그렇게 된 것이라고 생각해요.

물론 그 나이까지 건강하게 사신 분들도 있지만, 그것도 사람에 따라 다르잖아요. 그렇게 사람에 따라 다르게 나타나는 현상이지 병이라고 생각하고 싶지 않아요. 젊은 사람이면 병으로 느껴질 수도 있겠지만 나이가 많은 분들에겐 자연스런 하나의 과정인 거죠.

우리 엄마는 지금 눈앞에 보이는 것만 기억하세요. "엄마." 하면서 손도 잡아주고 이야기도 나누고 하다 "엄마, 다음 주에 또 올게. 잘 지내. 밥 잘 먹고, 아프지 말고." 그러면 "응." 하세요. 그리고 손을 흔들며 병실을 나왔다 다시 들어가 "엄마!" 하면 못 알아봐요. 그새 잊어버리신 거죠. 엄마를 보살펴주시는 요양사들이 제가 왔다 가면 "금방 누가 왔다 갔어요?"라고 물어보시는데, 그러면 "몰라." 하신대요. 눈앞에 있는 것 말고 지나간 건 다 잊어버리시는 거죠.

그런데 신기하게 우리 애들은 기억하시더라고요. 애들이 가면 "내가 너 아기 때 업어서 키워줬지."라고 하세요. 그럴 때는 "오호호, 엄마 그건 기억하네, 아 잘하네." 하면서 칭찬을 해드립니다.

나이에 비례해 적당한 치매가 오는 것도
나쁘지만은 않은 것 같아요

우리 엄마를 보면 '그래도 참 다행이다.'라는 생각이 들 때가 있어요. 세월이 지나 몸은 늙고 병들어가는데 정신만 너무 말짱하면 그것도 본인에겐 힘든 일일 것 같아서요. 정신은 맑아서 뭐든 할 수 있을 것 같은데, 몸이 안 따라줄 때의 스트레스도 무척 크지 않을까요?

그래서 가끔 치매 환자보다 중풍 환자가 더 힘들겠다는 생각을 해요. 만약 엄마가 중풍에 걸려 몸은 꼼짝을 못하는데 정신은 말짱했다면 자신의 상황을 받아들이기가 정말 힘들었을 것 같아요. 그런데 치매에 걸렸기 때문에 정작 자신이 어떤 상태인지를 모르잖아요. 엄마를 보는 가족이 힘든 거지, 엄마는 덜 힘드니까 다행이란 생각이 드는 거죠.

엄마를 보면서 '육체가 늙으면 생활하는 데 큰 지장이 없는 선에서 약간의 치매가 오는 것도 꼭 나쁜 것만은 아니다.'라는 생각이 들었습니다.

요양시설에 모시는 것에 대한
인식 전환이 필요해요

다음 세대는 모르겠지만 아직 우리 세대는 부모를 요양시설에 모시는 것에 대한 죄책감을 갖고 있어요. 남편은 시아버님이 6개월 동안 요양원에 계시다 돌아가신 게 한이 된 사람이에요. 그래서 엄마를 직접 모시다가 우리 집에서 돌아가시도록 하는 게 소원이에요. 하지만 남편이 제 손을 붙들고 그런 말을 해도 저는 장담할 수 없다고 대답해요.

제 남편뿐만 아니라 많은 사람이 부모님을 시설로 모시는 게 정말 가슴 아픈 일이라고 생각할 거예요. 부모님을 요양원에 버렸다고 느끼기 때문에 죄책감을 가질 수밖에 없겠죠. 하지만 40대만 해도 50대와 달리 현실적으로 받아들이고 부담을 덜 느끼는 것 같아요. 부모님을 시설에 모시는 게 당연한 일인 것처럼 생각하는 사람도 있어요. 패륜이라 생각하는 분도 있겠지만, 고령화 시대에는 당연한 일인 것 같아요.

전문 간병인도 인식 전환에 영향을 미치는 것 같아요

요즘은 요양시설에 대한 인식이 조금씩 나아지고 있는 것 같아요. 예전에는 절대로 안 된다는 사람이 많았는데, 지금은 전문가가 모셔야 한다고 말하는 분이 많아졌거든요.

치매 환자를 보살피려면 전문 지식이 필요해요. 그런데 가족들은 환자를 안타깝게 생각하고 도와주려는 마음은 크지만 전문 지식이 없으니 돌보는 데 서툴 수밖에 없잖아요. 하지만 요양보호사는 공부를 하고 자격증을 취득하신 분들이니까 가족보다 환자를 더 잘 돌볼 수 있잖아요. 그러면서 시설에 대한 인식도 많이 바뀌지 않았나 생각합니다.

치매 전문가의 FAQ

사회복지 차원에서 받을 수 있는 도움은 어떤 것이 있나요?

사회복지 차원에서 받을 수 있는 중요한 도움으로는 '노인장기요양보험제도'가 있습니다. 우리는 병원에서 진료받는 비용에 대해 건강보험의 도움을 받습니다. 건강보험은 미리 보험료를 내고, 병에 걸렸을 때 치료비의 상당 부분을 보험에서 지원받아 부담을 더는 제도입니다. 장기요양보험도 건강보험의 항목 중 하나입니다. 건강보험 내역서에 요양보험이라는 명목이 따로 있는데, 젊었을 때 요양보험료를 미리 내고 노인이 되어서 아플 때 지원을 받는 것입니다.

노인장기요양보험은 치매뿐만 아니라 노인성 질환, 중풍이나 파킨슨병 등으로 요양이 필요한 상태가 되면 모두 지원해줍니다. 현재 전체 치매 환자 중 3분의 1이 조금 안 되는 분이 장기요양보험의 혜택을 받고 있습니다.

장기요양보험의 혜택으로는 요양보호사가 집으로 와서 도움을 주는 것, 주간보호센터 같은 시설을 이용하는 것 등이 있습니다. 치매가 더 심해지면 저렴한 비용으로 요양원을 이용할 수도 있습니다.

05 환자 가족이 환자 가족에게 전하는 조언

 치매 환자를 잘 돌보려면 전문 지식이 필요합니다. 하지만 이론적인 전문 지식은 실제 환자를 보살필 때 큰 도움이 되지 않는 경우가 허다합니다. 오히려 어찌 보면 다 아는 듯한 내용이라도 치매 환자 보호자들이 직접 겪고 동병상련의 입장에서 이야기해주는 조언이 훨씬 더 큰 도움이 될 때가 많습니다.
 환자를 대할 때 가장 중요한 것은 역시 마음가짐입니다. 많은 보호자가 환자를 이해하고, 환자의 입장에서 생각하고 친절하게 대해주어야 한다고 입을 모읍니다. 물론 환자 자신에 대한 조언도 있습니다. 설령 치매 진단을 받았더라도 초기라면 극복할 수 있다는 용기와 인내심이 필요하다는 것이죠. 요양시설에 모셨다는 죄책감으로 힘들어하는 분들을 위한 조언도 있습니다.
 이와 더불어 치매 환자를 잘 돌보는 것도 중요하지만 보호자의 삶도 중요하다고 강조하는 분도 많습니다. 사실 치매는 환자보다 보호자가 더 힘든 병이기도 합니다. 그만큼 보호자들의 삶이 피폐해지기 쉬운데, 스스로 어려운 가운데서도 지치지 않고 행복하게 살려고 노력한 선배 보호자들의 이야기는 다른 환자 가족들에게 큰 도움이 될 것 같습니다.

- ☐ 환자를 대할 때 가장 중요한 것은 역시 마음가짐이다.
- ☐ 치매 환자를 잘 돌보는 것도 중요하지만 보호자의 삶도 중요하다.
- ☐ 치매 진단을 받았어도 초기라면 극복할 수 있다는 용기와 인내심이 필요하다.

짜증내지 말고 이해하려는 노력이 중요해요

환자가 엉뚱한 소리나 행동을 하면 그걸 감당해야 하는 보호자는 당연히 짜증이 나지만, 그런다고 될 일이 아니에요. 환자가 자꾸 괴롭혀도 참는 수밖에 없습니다. 쉬운 일은 아니죠. 머릿속으로는 알고 있어도 순간적으로 팍, 짜증이 나니까요. 하지만 막상 짜증을 부리고 나서는 '아, 이렇게 하면 안 되는데.'라고 후회하게 되죠. 모든 걸 내려놓고 이해하기까지는 시간이 걸려요. 그때까지는 계속 노력해야 합니다.

마음도 중요하지만 입이 친절해야 해요

마음도 중요하지만, 입이 친절하면 많은 부분이 해결되는 것 같아요. 제가 항상 말을 상냥하게 하니까 아버님도 좋아하세요. 저는 항상 "뭐가 드시고 싶으세요? 배가 고프세요?" 하고 미리 물어봐요. 뭔가를 해드리고 싶을 때도 "아버님, 이렇게 할까요? 저렇게 할까요?" 하고 의견을 구해요. 그렇게 아버님의 결정에 따라 뭐든지 하는 것처럼 시늉을 하는 거죠. 특별히 맛있는 음식을 한다고 해서 부모가 편한 건 아니거든요. 마음이 편해야 음식이 맛있는 거죠. 만들기 힘든 음식을 원하신다면 맛있는 음식점에서 사다 드릴 수도 있잖아요. 말을 상냥하게 해서 마음을 편하게 해드리는 게 제일 좋은 것 같아요.

치매 환자는 자주 운동을 시킬 필요가 있어요

치매 환자를 집에서 돌볼 때는 자주 운동을 시키는 것이 좋아요. 그냥 두면 가만히 앉아 있거나 잠을 자게 되는데, 그러면 치매 진행이 더 빨라지는 것 같아요. 자꾸 움직이게 해야 해요. 운동은 혼자 하는 것보다 여럿이 함께하는 게 더 좋고요.

맷돌 체조란 게 있는데, 한 100명쯤 모여서 하는 운동이에요. 제 아내만 치매고 다른 분들은 다 정상이에요. 그런 데서 함께 운동하다 보니 집사람도 비슷하게 따라 하면서 도움이 된 것 같아요.

야산이나 둘레길을 여러 사람과 함께 어울려서 걷는 것도 좋더라고요. 좋은 공기를 마시면서 운동을 하면 확실히 밥도 잘 먹고, 잠도 잘 자요. 제 경험으론 1주일에 세 번, 한 시간 정도 하는 게 좋은 것 같아요.

전문가의 도움을 받는 것도 나쁘지 않아요

치매에 걸리니까 완전 아기가 되시더라고요. 그런데 진짜 아기는 말이 안 통하고 하나부터 열까지 다 챙겨주는 걸 당연하게 생각하면서 부모에게는 그게 잘 안 되더라고요. 참다 참다 말도 함부로 하고, 짜증도 내고, 화도 내곤 했죠.

그런데 시설에 모시고 전문가의 도움을 받으면서 마음의 여유가 좀 생겨서 그런지 지금은 이상한 말과 행동을 해도 과민하게 반응하지 않고 받아들일 수 있게 됐습니다. 어느 정도 거리를 두는 것도 크게 나쁘지는 않다는 생각이 들어요. 저도 처음에는 다 끌어안고 혼자 해결하려고 했는데 역부족이었던 거죠. 전문가의 도움을 받으면서 환자가 원할 때는 언제든지 집으로 모시고 와 가족들과 함께 지내는 것도 나쁘지 않은 것 같아요. 너무 힘들 때는 혼자서 감당하려 하지 말고 전문가의 도움을 받기를 권합니다.

치매, 극복할 수 있다는 용기를 북돋워주세요

가족이 관심을 갖지 않으면 치매는 진행 속도가 빨라지는 것 같아요. 그래서 약물 치료도 중요하지만 가족의 사랑과 관심이 더 필요해요. 치매 환자도 초기에는 '치매 이거 별것 아냐. 충분히 극복할 수 있어.'라고 생각하며 용기를 가져야 해요.

그런데 조금 이상한 행동을 한다고 "아휴, 아버지 왜 그래요! 엄마 왜 그래요! 할머니 왜 그래요!"라며 언성을 높이거나 화를 내면 환자들이 위축되고, 스스로 무너져내리는 느낌을 받아요. 가족들한테는 차마 말을 못하고 저 같은 간병인한테 "죽고 싶어. 어떻게 하면 죽어?" 혹은 "내가 이러고서 왜 살아?"라고 말씀하시는 걸 많이 들었습니다.

종종 치매와 함께 우울증이 오니까 환자는 물론 가족과 보호자들도 관리가 필요해요. 환자가 어떤 이상 행동을 보여도 불치병이라 생각하지 말고 '조금 힘든 질병이다. 내가 보듬어 안아주면 어느 정도 치료될 것이다.'라는 마음으로 환자를 대했으면 좋겠어요. 재활 치료를 하듯이 치매도 나을 수 있다는 희망을 주면서 도와주면 환자도 스스로 노력하는 것 같아요.

요양원에 모시는 걸 너무 겁낼 필요는 없어요

부모들 마음은 똑같은 것 같아요. 내색은 안 해도 스스로 원해서 요양원에 가시는 부모는 없다고 봐요. 노인들은 백이면 백 '내가 똥 오줌을 못 가리더라도 내 자식이 마지막까지 날 좀 챙겨주면 얼마나 좋을까.'라고 생각하실 거예요.

부모가 나를 키워주셨듯이 부모가 늙고 병들었을 때 보살펴드리는 건 당연해요. 하지만 감당할 수도 없고 감당할 형편도 안 되는데 무조건 요양원에 모시는 걸 겁낼 필요는 없습니다. 어쩔 수 없다면 차라리 즐거운 마음으로 시설에 모시고, 부모님께 감사한 마음을 가지면 부모님도 자식의 입장을 이해하실 거예요.

마음을 많이 비워야 할 것 같아요

환자에게 짜증 내지 않고 잘 돌봐드리려면 마음을 많이 비워야 합니다. 저는 시아버지를 7년 동안 모셨어요. 며느리가 치매 시아버지를 모시는 일이 쉽지는 않지만, 친정아버지라 생각하고 모셨죠.

연세가 들면 누구나 몸도 쇠약해지고 경제력도 없어지잖아요. 여러 가지로 힘든 일이 많지만 머지않아 떠나가신다고 생각하고 할 수 있는 한 최선을 다하려고 노력했어요. 죽이라도 정성껏 끓여서 잡숫게 해드리고 싶은 마음이었는데, 치매 환자들은 방금 맛있는 죽을 잡숫고도 배부름을 못 느낍니다. 음식을 차려드리면 손으로 마구 헤쳐놓기도 하고, 배부른 줄 모르고 계속 드시다가 탈이 나서 설사를 줄줄 할 때도 있죠. 그럴 때마다 마음을 비우려고 노력했어요. 마음을 비우면 한결 편해져요.

치매도 삶의 한 부분으로 받아들이고 담담하게 대처하세요

우리 형제는 엄마의 치매를 심각하게 받아들이지 않았어요. 그렇다고 치료를 안 한 건 아니고, 단지 엄마 삶의 한 부분으로 생각했던 거죠. 지금은 엄마 상태가 나빠져서 누워만 계세요. 사람을 알아보지도 못하고 누워만 계시는 모습을 보면 '저렇게 누워 있으면 뭐 하나?'며 살아 있는 의미가 없다고도 하는데, 저는 그것마저도 엄마 삶의 한 부분이라고 생각해요.

상황을 자연스럽게 받아들이고 대처할 필요가 있어요. 안타깝다고 온통 환자한테만 매달리며 힘들어하고 가슴 아파하는 것은 좋은 것 같지 않아요. 최선을 다하면서 스스로를 지켜가는 게 중요하죠.

솔직히 지금은 엄마를 보러 가면 마음이 많이 아파요. 말 한마디 못하고, 알아보지도 못하거든요. 하지만 한편으로는 그렇게라도 살아계시는 게 고마워요. 자식의 이기심일 수도 있지만, 엄마가 살아 있다는 것만으로도 든든하고 위안이 됩니다.

환자로 생각해야 나도, 환자도 편안해져요

치매 환자를 '환자'로 인정하면 되는데, 그게 잘 안 돼요. 환자가 아니라 본래 모습 그대로 엄마로, 아버지로, 시부모로만 생각하면 모든 게 힘들어요. 자식이면 좀 말썽을 부려도 예쁘게 보고 넘어가지만 부모가 치매에 걸려 말썽을 부리면 '나이 먹어서, 엄마가 돼 가지고, 부모가 돼 가지고 왜 저러나?'라는 생각을 하게 되거든요.

엄마나 아버지로 보지 말고 환자로 봐야 해요. 안 그러면 더 힘들어지는 거죠. 그래야 보호자도 편안해지고 환자에게도 더 잘할 수 있어요.

처음에는 치매센터에서
오리엔테이션을 받는 게 좋아요

치매지원센터라는 게 있다는 걸 알고 스스로 찾아가 도움을 청했습니다. 치매가 뭔지도 모를 때였는데, 참 많은 도움을 받았어요.

저처럼 처음 치매 환자를 겪는 가족은 일단 치매센터나 치매와 관련된 도움을 줄 수 있는 기관을 찾아 오리엔테이션을 받으면 큰 도움이 돼요. 치매 환자는 계속 늘어나는데 보호자들이 자꾸 감추려고만 드는 게 문제예요. 집안에 치매 환자가 있다는 걸 창피해하고 숨기려다 보니까 치매지원센터를 찾아가 도움을 받을 생각을 안 하는 거죠. 그럴수록 환자와 보호자 모두에게 손해예요. 병은 널리 알리라고 했잖아요. 치매도 병이니까 자꾸 알리고, 도움을 받을 만한 곳을 스스로 찾아다녀야 해요.

후회가 남지 않도록
최선을 다하세요

시설의 도움을 받는 게 나쁘다는 건 아녜요. 그런데 많은 사람이 직접 부딪혀보지도 않고 바로 환자를 시설에 맡기는 건 아쉽습니다. 요즘은 집안에 치매 환자가 있으면 대부분 시설에 맡기는데, '정말로 내가 한계에 다다랐다.'고 생각되는 시점에 그랬으면 좋겠어요. 한계에 다다르지도 않은 상태에서 일사천리로 장애등급을 받고 시설로 모시는 건 생각해봐야 할 부분입니다.

젊은 시절 자식을 위해 헌신하고 봉사하신 분들인데, 이젠 자식이 부모를 위해 고생해보는 것도 의미 있는 일 아닌가요?

자식이 부모를 위해서 언제 고생해보겠어요? 돌아가시면 모두 후회하면서 진짜 부모를 사랑했던 것처럼 막 우는데, 그렇게 후회할 거면 '살아계실 때 좀 잘하자.' 이겁니다.

돌아가신 후에 상다리 부러지게 음식 차리지 말고 살아계실 때 맛있는 것도 대접하고 잘했으면 좋겠어요. 무조건 잘하려고 하지 말고 전문기관에서 어떻게 하면 치매에 걸린 부모에게 도움을 줄 수 있는지 배우는 것도 좋은 방법입니다. 전문가의 상담도 받고 자식 노릇 제대로 하면서 최대한 후회할 일을 만들지 않았으면 좋겠습니다.

가족들이 함께 도와야 해요

치매 환자를 집에서 돌보려면 가족 모두의 협조가 필요해요. 가족들이 함께 돌본다고 해도 환자와 가장 많은 시간을 보내고 돌보는 사람(주 보호자)이 제일 힘들죠. 때로는 주 보호자가 다른 가족들에게 힘들다며 고충을 말할 수도 있는데, 그럴 때 가족들이 "내가 모시라고 그랬어? 왜 사서 고생이야?" 이렇게 대꾸하면 정말 기운 빠집니다.

반대로 "엄마, 힘들었지? 할머니, 엄마 괴롭히면 안 돼요. 엄마가 할머니를 얼마나 잘 모시는데요."라며 격려해주면 힘이 나죠. 치매 환자를 잘 살피는 것도 중요하지만, 나머지 가족들이 환자를 책임지고 보살피는 주 보호자를 아낌없이 지지하고 도와주어야 해요. 빈말이라도 "정말 고생한다.", "고맙다. 감사하다." 고 이야기해주면 환자를 돌보는 게 한결 수월합니다.

부부가 마음을 맞춰야 환자를 잘 돌볼 수 있어요

부모를 모실 때 제일 중요한 건 부부가 마음을 맞추는 일이라고 생각해요. 부모를 모시는 방법에 대해 부부간에도 생각이 다른 경우가 많잖아요. 서로 "엄마를 이렇게 했으면 좋겠다."라고 강요해서도 안 되고, 무조건 상대방의 의견을 무시해서도 안 되죠.

남자가 환자를 보는 시선과 여자가 환자를 보는 시선은 달라요. 그런 걸 서로 공유하며 의견을 교환해야 해요. 부부가 각각 환자를 돌볼 방법을 고민해서 알아보고, 서로 절충해서 결정해야 부부간의 갈등 없이 부모를 잘 모실 수 있습니다.

치매 환자를 돌보는 일은 마라톤이다

치매 환자를 돌보는 일은 마라톤과 같다는 것을 늘 기억해야 합니다.

암 환자를 돌보는 것과 치매 환자를 돌보는 것은 많이 다릅니다. 암은 100미터 달리기는 아니더라도 대략 400미터 달리기라고는 할 수 있습니다. 약 2년을 기점으로 완치가 되냐 안 되냐가 결정되기 때문입니다. 따라서 '그래, 한 2년 희생해보자.' 이런 다짐을 할 수 있지만 치매는 그렇지 않습니다. 짧게는 8년, 길게는 10년 이상 같이 가야 하는 병이라 길고 긴 마라톤이라 할 수 있습니다.

마라톤은 처음부터 전력 질주하면 지쳐서 중도에 포기할 수밖에 없습니다. 여유를 갖고 길게 갈 마음의 준비를 해야 합니다. 오늘 바짝 열심히 하고 끝날 일이 아니기 때문에 무리해서는 안 됩니다. "내가 혼자 다 하겠다.'고 무리하면 본인이 먼저 병이 나고, 주변에 대한 원망이 생기고, 지치게 됩니다.

보호자가 지치면 그 영향은 결국 환자한테 돌아갑니다. 내가 마음의 여유가 있고 즐거워야 환자한테 말도 따뜻하게 하고, 환자가 좀 못해도 덜 나무라게 되기 때문에 나를 잘 관리해야 합니다. 그러니까 '이게 어차피 마라톤이구나. 내가 초반부터 힘을 쓴다고 문제가 해결되는 게 아니구나. 때로는 주변의 도움을 받아야 하는 거구나. 페이스메이커 같은 사람이나 물을 챙겨주는 사람, 그런 사람들의 도움을 받아야 하는 거구나.' 이런 마음을 갖는 것이 중요합니다.

주변의 도움을 받는 건 결코 나쁜 게 아닙니다. '부모님이나 배우자를 소홀히 하는 게 아니라 오히려 더 잘해주기 위해 도움을 받아야 한다. 어차피 혼자서는 하기 어려운 일이다.'라고 생각해야 합니다. 가까운 가족의 협조도 구하고, 이웃들에게 도움을 청하는 것도 좋습니다. 사회적으로 뭔가 도와줄 수 있는 그런 시스템과 제도에 대해서도 차근차근 알아보고 도움을 받으면서 길게 갈 준비를 하길 권합니다.

도움을 준 기관들

- 서울특별시광역치매지원센터
- 성북구치매지원센터
- 치매아내를돌보는남편들의모임(아사모)
- 한국치매가족협회